MI SALUD, PRESION ARTERIAL

por LOR SAN

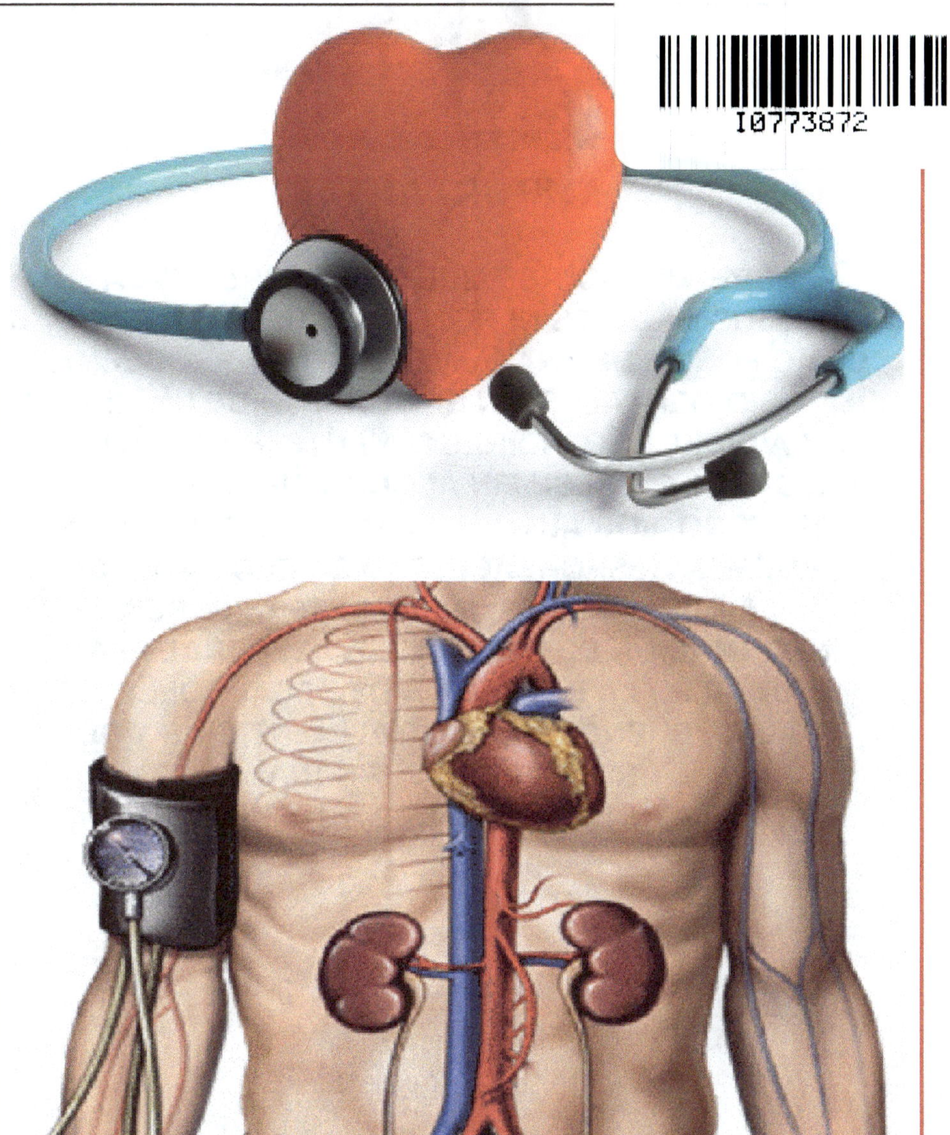

VIVE SANO, VIVE FELIZ, ¡CUIDA TU SALUD!

IMPORTANTE:

DEBE ACLARARSE QUE ESTE LIBRO NO DA CONSEJOS MÉDICOS NI RECETA EL USO DE TÉCNICAS COMO FORMA DE TRATAMIENTO PARA PROBLEMAS FÍSICOS O MENTALES SIN EL CONSEJO DE UN MÉDICO SEA DIRECTA O INDIRECTAMENTE, EN CASO DE APLICARSE CON ESE FIN ALGUNA INFORMACIÓN DE ESTE LIBRO, LOS AUTORES Y COLABORADORES NO ASUMEN RESPONSABILIDAD DE ESOS ACTOS, LA INTENCIÓN ES SOLAMENTE OFRECER INFORMACIÓN DE NATURALEZA GENERAL PARA AYUDAR EN LA BÚSQUEDA DE DESARROLLO DE SALUD, BUENOS HABITOS ALIMENTICIOS Y DE CRECIMIENTO PERSONAL.
"ATENTAMENTE LOS AUTORES"

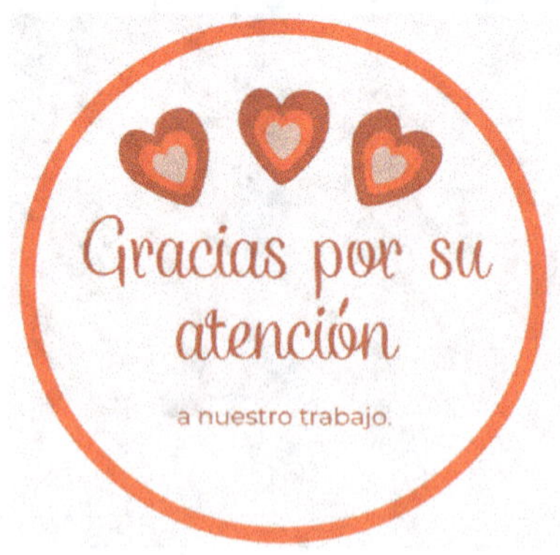

CONTENIDO

1.- DEDICATORIAS

INFINITA GRATITUD A DIOS PADRE,

A JESUS JIMENEZ MIRANDA (PAPACHUCHO),
A MIS PADRES MOISES Y MARIA,
A MI ESPOSA ANTONIA,
A MIS HIJOS,

GRACIAS A TODOS Y CADA UNO DE MIS
FAMILIARES Y AMIGOS

CON TODO MI AMOR,
ESPECIALMENTE A MI GRAN AMIGO
LAWRENCE, "EL CAMALEON LEON
EMPLUMADO"

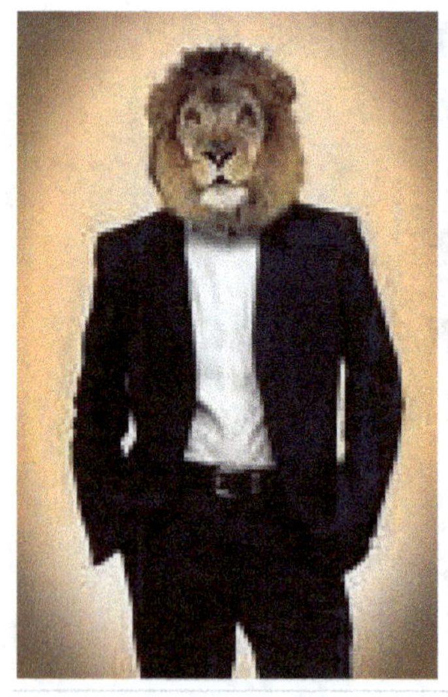
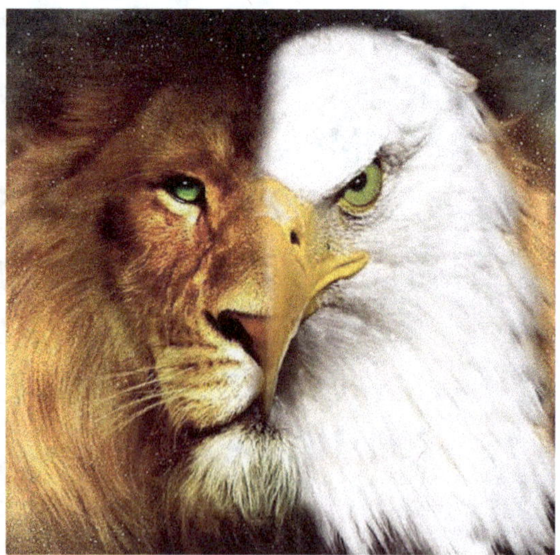

2.- **INTRODUCCION**

INDEPENDIENTEMENTE DE CÓMO TE SIENTAS, EL RIESGO DE DESARROLLAR CIERTAS CONDICIONES AUMENTA EN LA TERCERA EDAD, ESO NO QUIERE DECIR QUE ESTÁS DESTINADO A ENFERMARTE O A PERDER TUS FACULTADES O TUS FUNCIONES, SOLO QUIERE DECIR QUE TUS NECESIDADES DE CUIDADOS DE SALUD CAMBIAN, ESPECIALMENTE DESPUÉS DE LOS 70 AÑOS, ¿QUÉ SIGNIFICA TENER LA ATENCIÓN APROPIADA PARA PERSONAS DE EDAD AVANZADA?, ¿QUÉ HACE TU DOCTOR PARA BRINDARTE UNA ATENCIÓN CENTRADA EN TUS PRIORIDADES?, ES POSIBLE QUE NECESITES MÁS ESTUDIOS DE LOS QUE HAS ESTADO ACOSTUMBRADO, O ES POSIBLE QUE TENGAS UNAS CUANTAS CONDICIONES DE SALUD QUE TE HAGAN SENTIR VERGÜENZA, ES POSIBLE QUE NECESITES AYUDA PARA CONTROLAR EL DOLOR DE LAS ARTICULACIONES, DE TU PRESION ARTERIAL, TU HIGADO, TUS RIÑONES, LA PROSTATA U OTRAS ENFERMEDADES AUN NO IDENTIFICADAS EN EL DIARIO VIVIR, SIN EMBARGO QUIZAS PUEDAS CONFIAR EN QUE TU DOCTOR TE HARÁ ESTUDIOS POR VARIAS ESAS CONDICIONES DE SALUD QUE MAS FRECUENTEMENTE TIENDEN A AFECTAR A ADULTOS MAYORES, Y SI ES NECESARIO, EL DOCTOR DE DARÁ TRATAMIENTO PARA ESAS CONDICIONES DETECTADAS SEGÚN SUS ESTUDIOS. ESTA OCASIÓN ANALIZAREMOS PRIMORDIALMENTE LOS CAMBIOS EN TU CORAZÓN, LOS INFARTOS, LOS ACCIDENTES CEREBROVASCULARES Y LAS ENFERMEDADES DE LAS ARTERIAS CORONARIAS

SON DE LAS MAS COMUNES EN PERSONAS MAYORES DE 65 AÑOS QUE EN PERSONAS MÁS JÓVENES, ESO OCURRE POR VARIAS RAZONES.

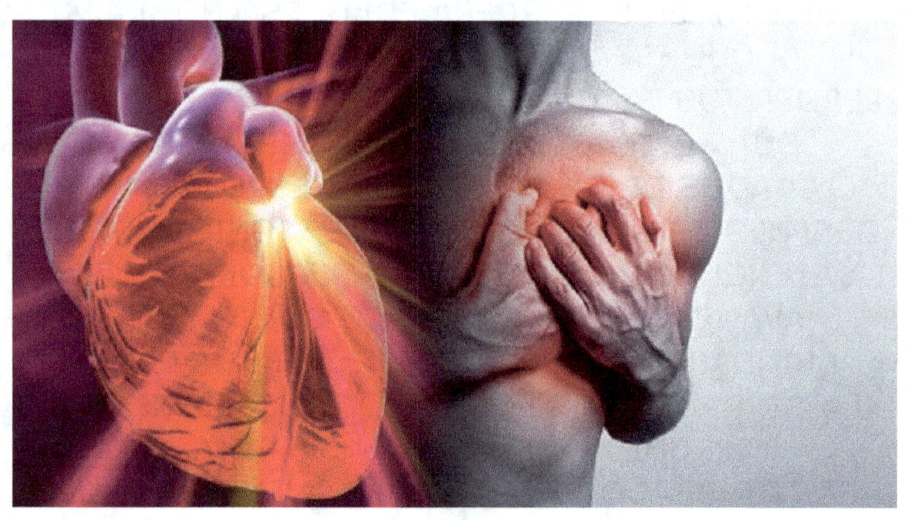

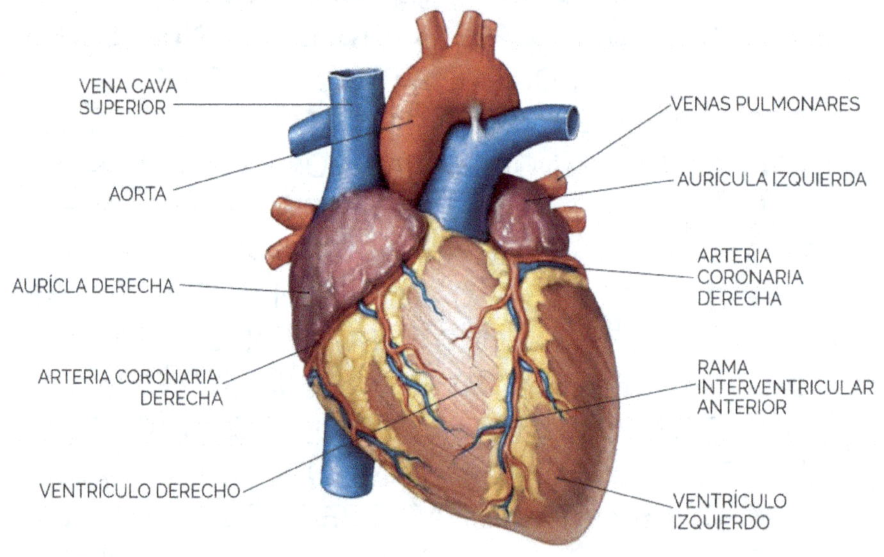

3.- PRESIÓN ARTERIAL

¿QUÉ ES LA PRESIÓN ARTERIAL?, LA PRESIÓN ARTERIAL ES LA FUERZA DE SU SANGRE AL EMPUJAR CONTRA LAS PAREDES DE SUS ARTERIAS, CADA VEZ QUE SU CORAZÓN LATE BOMBEA SANGRE HACIA LAS ARTERIAS, SU PRESIÓN ARTERIAL ES MÁS ALTA CUANDO SU CORAZÓN LATE BOMBEANDO LA SANGRE, ESTO SE LLAMA PRESIÓN SISTÓLICA, CUANDO SU CORAZÓN ESTÁ EN REPOSO, ENTRE LATIDOS, SU PRESIÓN ARTERIAL BAJA, ESTO SE LLAMA PRESIÓN DIASTÓLICA.
LA LECTURA DE SU PRESIÓN ARTERIAL USA ESTOS DOS NÚMEROS, POR LO GENERAL, EL NÚMERO SISTÓLICO SE COLOCA ANTES O POR ENCIMA DE LA CIFRA DIASTÓLICA. POR EJEMPLO, 120/80 SIGNIFICA UNA PRESIÓN SISTÓLICA DE 120 Y UNA DIASTÓLICA DE 80.

PRESION ARTERIAL ALTA TAMBIEN CONOCIDA COMO HIPERTENSION O ALTA PRESION DESCRIPCIÓN GENERAL, ¿QUÉ ES LA HIPERTENSIÓN?, LA PRESIÓN ARTERIAL ALTA ES UNA ENFERMEDAD COMÚN QUE AFECTA A LAS ARTERIAS DEL CUERPO, TAMBIÉN SE CONOCE COMO HIPERTENSIÓN, SI TIENES LA PRESIÓN ARTERIAL ALTA, LA FUERZA QUE EJERCE LA SANGRE CONTRA LAS PAREDES DE LAS ARTERIAS ES MUY ALTA CONSTANTEMENTE, EL CORAZÓN DEBE TRABAJAR MÁS PARA BOMBEAR SANGRE, LA PRESIÓN ARTERIAL SE MIDE EN MILÍMETROS DE MERCURIO (MM HG), EN GENERAL, LA HIPERTENSIÓN SE CORRESPONDE CON UNA LECTURA DE LA PRESIÓN

ARTERIAL DE 130/80 MM HG O SUPERIOR, EL
AMERICAN COLLEGE OF CARDIOLOGY (COLEGIO
ESTADOUNIDENSE DE CARDIOLOGÍA) Y LA
ASOCIACIÓN AMERICANA DEL CORAZÓN DIVIDEN LA
PRESIÓN ARTERIAL EN CUATRO CATEGORÍAS
GENERALES, LA PRESIÓN ARTERIAL IDEAL SE
CATEGORIZA COMO NORMAL.

HAY DOS TIPOS PRINCIPALES DE PRESIÓN
ARTERIAL ALTA: PRIMARIA Y SECUNDARIA.:

PRIMARIA O ESENCIAL: ES EL TIPO MÁS COMÚN
DE PRESIÓN ARTERIAL ALTA. POR LO GENERAL SE
DESARROLLA CON EL TIEMPO A MEDIDA QUE
ENVEJECE.
SECUNDARIA: ES CAUSADA POR OTRA CONDICIÓN
MÉDICA O EL USO DE CIERTOS MEDICAMENTOS,

POR LO GENERAL, MEJORA AL TRATARSE LA CAUSA
O AL DEJAR DE TOMAR LOS MEDICAMENTOS QUE LA
PROVOCAN

¿POR QUÉ TENGO QUE PREOCUPARME POR LA PRESIÓN ARTERIAL ALTA?

CUANDO SU PRESIÓN ARTERIAL SE MANTIENE
MUCHO TIEMPO ALTA, HACE QUE EL CORAZÓN
BOMBEE CON MÁS FUERZA Y TRABAJE DEMASIADO,
LO QUE PUEDE **OCASIONAR SERIOS PROBLEMAS DE
SALUD, COMO ATAQUE CARDIACO, ACCIDENTE
CEREBRO VASCULAR, INSUFICIENCIA CARDIACA,
E INSUFICIENCIA RENAL.**

PRESIÓN ARTERIAL NORMAL, LA PRESIÓN ARTERIAL ES 120/80 MM HG O INFERIOR.

PRESIÓN ARTERIAL ALTA, EL VALOR MÁXIMO SE SITÚA DE 120 A 129 MM HG Y EL VALOR MÍNIMO ESTÁ POR DEBAJO (NO POR ENCIMA) DE 80 MM HG.

HIPERTENSIÓN DE ETAPA 1, EL VALOR MÁXIMO VA DE 130 A 139 MM HG Y EL VALOR MÍNIMO ESTÁ ENTRE 80 Y 89 MM HG.
HIPERTENSIÓN DE ETAPA 2, EL VALOR MÁXIMO ES DE 140 MM HG O SUPERIOR Y EL VALOR MÍNIMO ES DE 90 MM HG O SUPERIOR.

LA PRESIÓN ARTERIAL SUPERIOR A 180/120 MM HG SE CONSIDERA CRISIS HIPERTENSIVA O CRISIS, BUSCA ATENCIÓN MÉDICA DE EMERGENCIA SI ALGUIEN TIENE ESTOS VALORES DE PRESIÓN ARTERIAL, LA PRESIÓN ARTERIAL ALTA NO TRATADA AUMENTA EL RIESGO DE ATAQUE CARDÍACO, ACCIDENTE CEREBRO VASCULAR Y OTROS PROBLEMAS DE SALUD GRAVES, ES IMPORTANTE CONTROLAR LA PRESIÓN ARTERIAL CADA DOS AÑOS A PARTIR DE LOS 18 AÑOS, ALGUNAS PERSONAS NECESITAN CONTROLES CON MAYOR FRECUENCIA.

HÁBITOS DE ESTILO DE VIDA SALUDABLES, COMO NO FUMAR, HACER EJERCICIO Y COMER BIEN, PUEDEN AYUDAR A PREVENIR Y TRATAR LA PRESIÓN ARTERIAL ALTA, ALGUNAS PERSONAS NECESITAN MEDICAMENTOS PARA LA PRESIÓN ARTERIAL ALTA.

SÍNTOMAS, LA MAYORÍA DE LAS PERSONAS CON PRESIÓN ARTERIAL ALTA NO TIENEN SÍNTOMAS, INCLUSO SI LAS LECTURAS DE PRESIÓN ARTERIAL ALCANZAN NIVELES PELIGROSAMENTE ALTOS, SE PUEDE TENER PRESIÓN ARTERIAL ALTA DURANTE AÑOS SIN PRESENTAR NINGÚN SÍNTOMA, ALGUNAS PERSONAS CON HIPERTENSIÓN ARTERIAL PUEDEN PRESENTAR LO SIGUIENTES SINTOMAS MAS COMUNES: DOLORES DE CABEZA, FALTA DE AIRE O SANGRADOS NASALES, SIN EMBARGO, ESTOS SÍNTOMAS NO SON ESPECÍFICOS, NO SUELEN APARECER HASTA QUE LA PRESIÓN ARTERIAL ALTA HAYA ALCANZADO UN ESTADO GRAVE O QUE PONE EN RIESGO LA VIDA, LOS EXÁMENES DE DETECCIÓN DE LA PRESIÓN ARTERIAL SON UNA PARTE IMPORTANTE DE LA ATENCIÓN MÉDICA GENERAL, LA FRECUENCIA CON LA QUE ES NECESARIO CONTROLAR LA PRESIÓN ARTERIAL DEPENDE DE TU EDAD Y ESTADO DE SALUD GENERAL, COMO PREVENCION DE ATENCIÓN MÉDICA ACUDE A TU DOCTOR PARA QUE TE MIDA LA PRESIÓN ARTERIAL AL MENOS CADA DOS AÑOS A PARTIR DE LOS 18 AÑOS, SI TIENES 40 AÑOS O MÁS O SI TIENES DE 18 A 39 AÑOS Y PRESENTAS UN RIESGO ELEVADO DE PRESIÓN ARTERIAL ALTA SOLICITA UN CONTROL DE LA PRESIÓN ARTERIAL CADA AÑO, ES PROBABLE QUE EL PROVEEDOR DE ATENCIÓN MÉDICA TE RECOMIENDE MEDICIONES MÁS FRECUENTES SI PRESENTAS PRESIÓN ARTERIAL ALTA U OTROS FACTORES DE RIESGO DE ENFERMEDAD CARDÍACA.

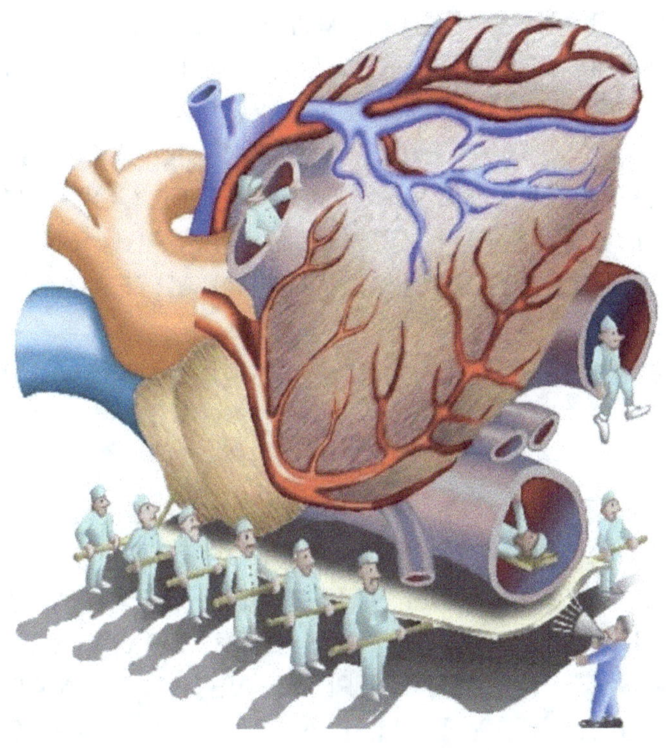

SI NO ACUDES REGULARMENTE AL SERVICIO DE ATENCIÓN MÉDICA, ES POSIBLE QUE PUEDAN HACERTE UNA PRUEBA DE LA PRESIÓN ARTERIAL GRATIS EN UNA FERIA DE SALUD O EN OTROS ESPACIOS DEDICADOS A ELLO EN TU COMUNIDAD, EN ALGUNAS TIENDAS Y FARMACIAS TAMBIÉN HAY APARATOS PARA MEDIR LA PRESIÓN ARTERIAL DE USO GRATUITO, LA PRECISIÓN DE ESTOS APARATOS DEPENDE DE VARIOS FACTORES, COMO EL TAMAÑO CORRECTO DEL BRAZALETE Y EL USO DEBIDO DE

LOS APARATOS, PIDE A TU SERVICIO DE ATENCIÓN MÉDICA CONSEJOS SOBRE EL USO DE LOS APARATOS PARA MEDIR LA PRESIÓN ARTERIAL QUE SE ENCUENTRAN A DISPOSICIÓN DEL PÚBLICO, LAS CAUSAS DE LA PRESIÓN ARTERIAL SE DETERMINAN NORMALMENTE POR DOS COSAS: LA CANTIDAD DE SANGRE QUE BOMBEA EL CORAZÓN Y CUÁN DIFÍCIL ES PARA LA SANGRE CIRCULAR POR LAS ARTERIAS, CUANTA MÁS SANGRE BOMBEE EL CORAZÓN Y CUANTO MÁS ESTRECHAS SEAN LAS ARTERIAS, MAYOR SERÁ LA PRESIÓN ARTERIAL.

EXISTEN DOS TIPOS PRINCIPALES DE PRESIÓN ARTERIAL ALTA:

HIPERTENSIÓN PRIMARIA (HIPERTENSIÓN ESENCIAL), PARA LA MAYORÍA DE LOS ADULTOS NO HAY UNA CAUSA IDENTIFICABLE DE LA PRESIÓN ARTERIAL ALTA, ESTE TIPO DE PRESIÓN ARTERIAL ALTA SE DENOMINA HIPERTENSIÓN PRIMARIA O ESENCIAL Y TIENDE A DESARROLLARSE PROGRESIVAMENTE A LO LARGO DE MUCHOS AÑOS, LA ACUMULACIÓN DE PLACA EN LAS ARTERIAS (ATEROESCLEROSIS) AUMENTA EL RIESGO DE TENER PRESIÓN ARTERIAL ALTA.

HIPERTENSIÓN SECUNDARIA, ESTE TIPO DE PRESIÓN ARTERIAL ALTA SE DEBE A UNA AFECCIÓN SUBYACENTE, TIENDE A APARECER REPENTINAMENTE Y CAUSA UNA PRESIÓN ARTERIAL MÁS ALTA QUE LA HIPERTENSIÓN PRIMARIA, LOS TRASTORNOS Y MEDICAMENTOS QUE PUEDEN

LLEVAR A LA HIPERTENSIÓN ARTERIAL SECUNDARIA INCLUYEN LOS SIGUIENTES: TUMORES DE LA GLÁNDULA SUPRARRENAL, PROBLEMAS EN LOS VASOS SANGUÍNEOS PRESENTES AL NACER, TAMBIÉN LLAMADOS DEFECTOS CARDÍACOS CONGÉNITOS, MEDICAMENTOS PARA LA TOS Y EL RESFRIADO, ALGUNOS ANALGÉSICOS, PÍLDORAS ANTICONCEPTIVAS Y OTROS MEDICAMENTOS DE VENTA CON RECETA MÉDICA, DROGAS ILÍCITAS COMO LA COCAÍNA Y LAS ANFETAMINAS, ENFERMEDAD RENAL, APNEA OBSTRUCTIVA DEL SUEÑO O PROBLEMAS DE TIROIDES, A VECES, UN SIMPLE CHEQUEO MÉDICO LLEVA A EL AUMENTO DE LA PRESIÓN ARTERIAL, ESTO SE DENOMINA HIPERTENSIÓN DE BATA BLANCA.

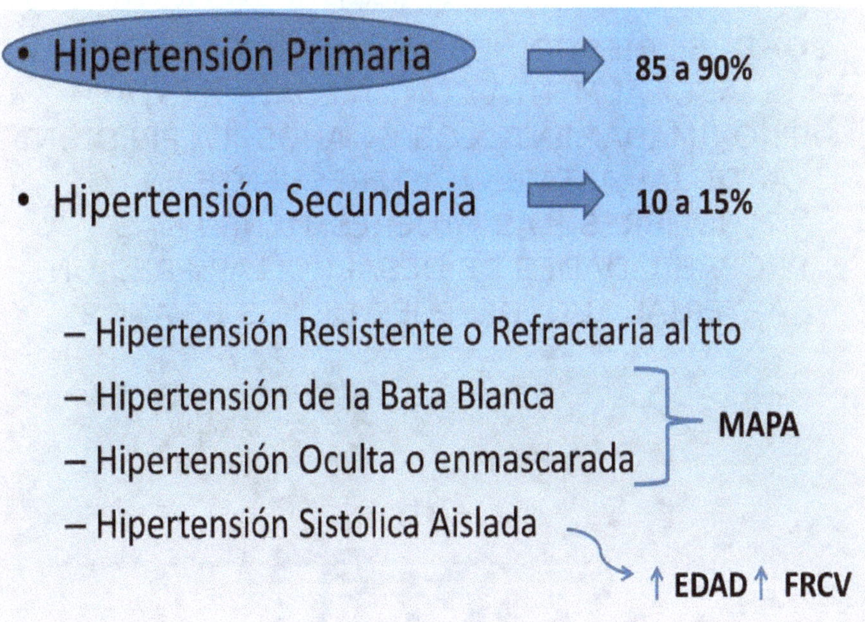

4.- **FACTORES DE RIESGO,** HAY MUCHOS FACTORES DE RIESGO QUE PUEDEN CAUSAR PRESIÓN ARTERIAL ALTA, COMO LOS SIGUIENTES:

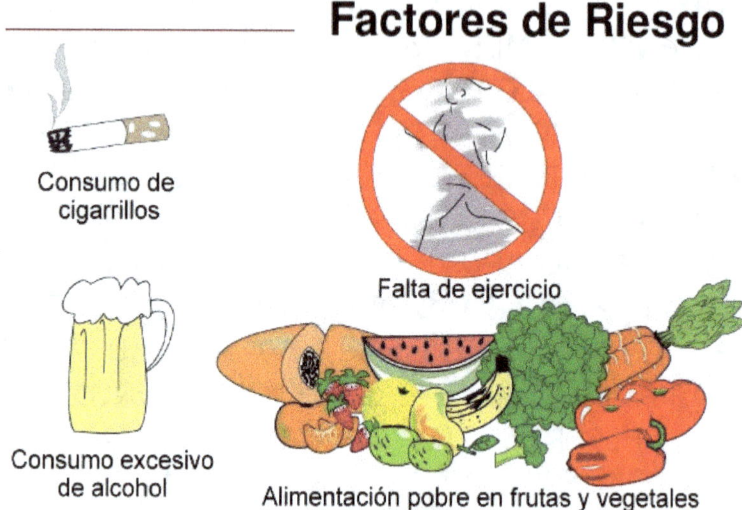

EDAD, EL RIESGO DE TENER PRESIÓN ARTERIAL ALTA AUMENTA CON LA EDAD, HASTA APROXIMADAMENTE LOS 64 AÑOS, LA PRESIÓN ARTERIAL ALTA ES MÁS FRECUENTE EN LOS HOMBRES, LAS MUJERES TIENEN MÁS PROBABILIDADES DE DESARROLLAR PRESIÓN ARTERIAL ALTA DESPUÉS DE LOS 65 AÑOS.

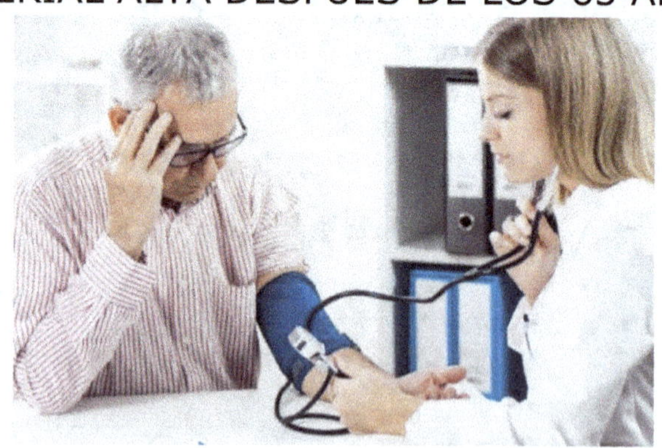

ANTECEDENTES FAMILIARES, TIENES MÁS PROBABILIDADES DE DESARROLLAR PRESIÓN ARTERIAL ALTA SI TU PADRE, TU MADRE O ALGÚN HERMANO PRESENTA ESTA AFECCIÓN.

Antecedentes familiares de HTA	#	%
Padres	47	25.8
Abuelos	15	8.2
Otros familiares	6	3.2
Total	68	37.3

RAZA. LA PRESIÓN ARTERIAL ALTA ES PARTICULARMENTE COMÚN EN LAS PERSONAS DE PIEL NEGRA, APARECE A UNA EDAD MÁS TEMPRANA EN LAS PERSONAS DE PIEL NEGRA QUE EN LAS DE PIEL BLANCA.

HIPERTENSION ARTERIAL

PREVALENCIA E INCIDENCIA.-

-ESTADOS UNIDOS = 24%

-MEXICO = 26.6%

-POLONIA = 47%

-RAZA NEGRA = 38%   vs   -RAZA BLANCA = 29%

-VARONES = 33%   vs   -MUJERES = 27%

-X EDAD: 18 a 29a = <10%

>65a = 65%

CONSUMO DE TABACO O VAPEO, FUMAR, MASCAR TABACO O VAPEAR AUMENTA INMEDIATAMENTE LA PRESIÓN ARTERIAL DURANTE UN BREVE PERÍODO, FUMAR TABACO DAÑA LAS PAREDES DE LOS VASOS SANGUÍNEOS Y ACELERA EL PROCESO DE ENDURECIMIENTO DE LAS ARTERIAS, SI FUMAS, PIDE A TU DOCTOR QUE TE BRINDE ESTRATEGIAS PARA AYUDARTE A DEJAR DE FUMAR.

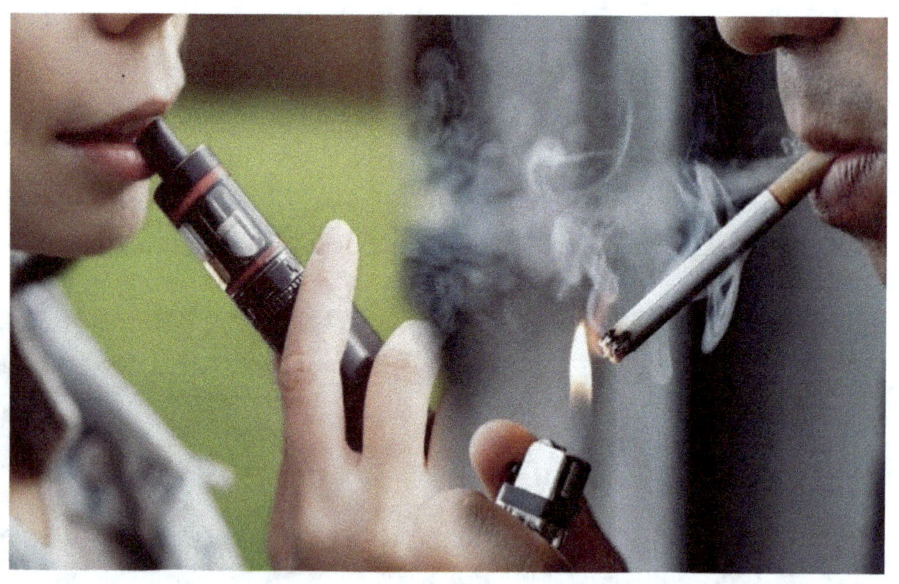

OBESIDAD O SOBREPESO, EL EXCESO DE PESO PROVOCA CAMBIOS EN LOS VASOS SANGUÍNEOS, LOS RIÑONES Y OTRAS PARTES DEL CUERPO, ESTOS CAMBIOS SUELEN AUMENTAR LA PRESIÓN ARTERIAL, TENER SOBREPESO U OBESIDAD TAMBIÉN AUMENTA EL RIESGO DE PRESENTAR UNA ENFERMEDAD CARDÍACA Y LOS FACTORES DE RIESGO CORRESPONDIENTES, COMO EL COLESTEROL ALTO

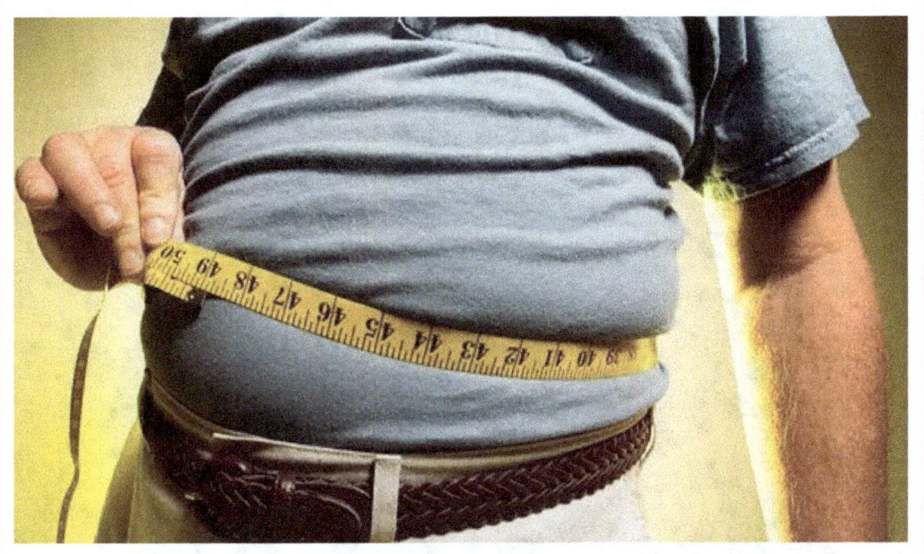

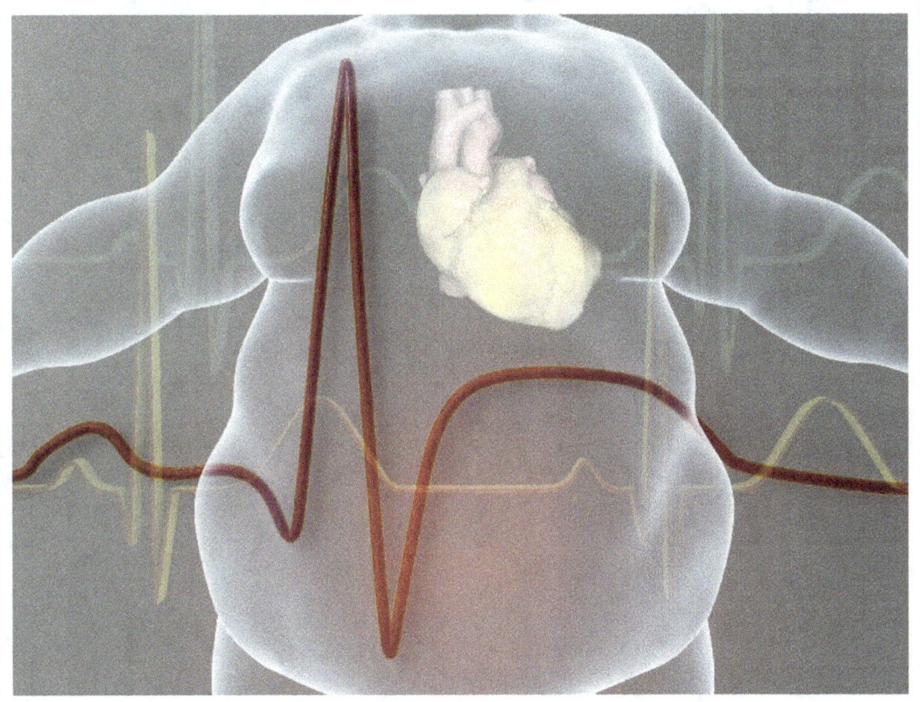

FALTA DE EJERCICIO, NO HACER EJERCICIO PUEDE CAUSAR UN AUMENTO DE PESO, EL AUMENTO DE PESO ELEVA EL RIESGO DE TENER PRESIÓN ARTERIAL ALTA, LAS PERSONAS QUE NO HACEN ACTIVIDAD FÍSICA SUELEN TENER UNA FRECUENCIA CARDÍACA MÁS ELEVADA.

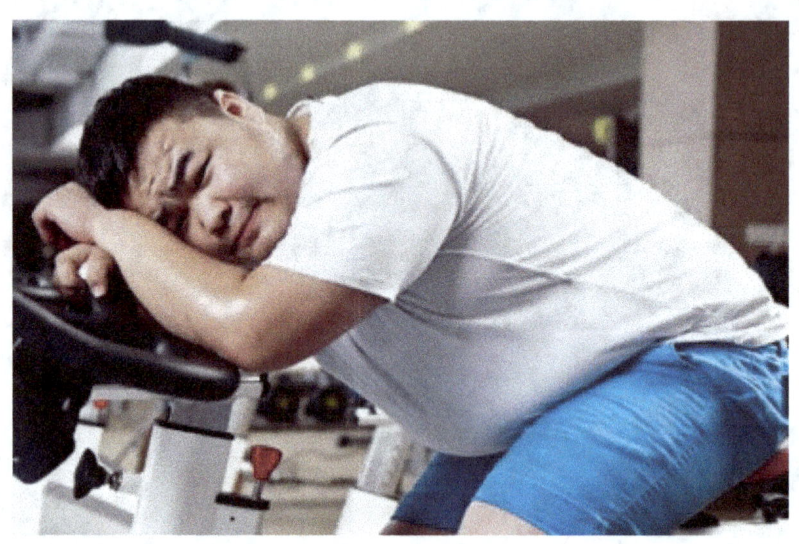

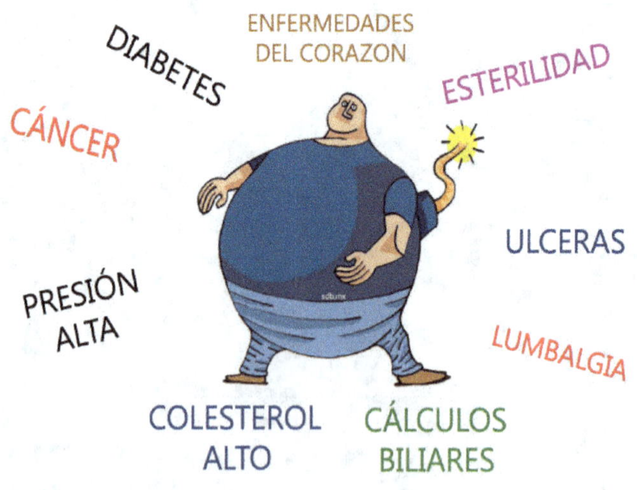

DEMASIADA SAL, EL EXCESO DE SAL (TAMBIÉN DENOMINADA SODIO) EN EL CUERPO PUEDE PROVOCAR LA RETENCIÓN DE LÍQUIDOS, ESTO AUMENTA LA PRESIÓN ARTERIAL.

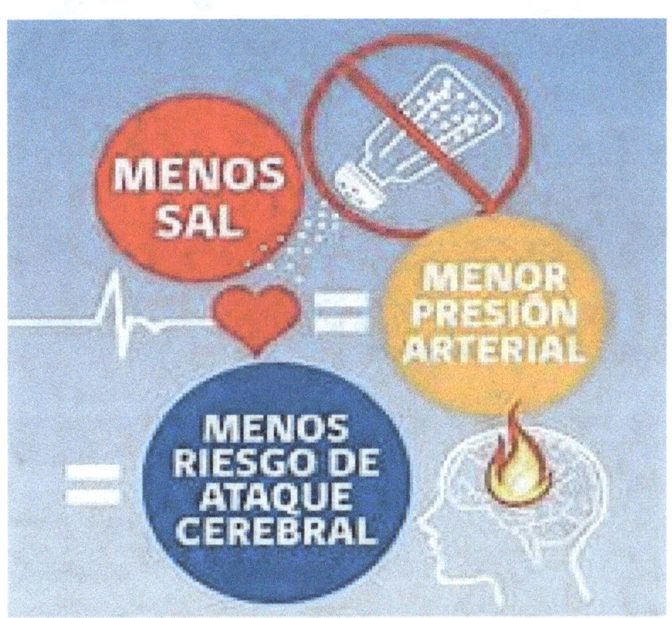

MENOS SAL
MENOR PRESIÓN ARTERIAL
MENOS RIESGO DE ATAQUE CEREBRAL

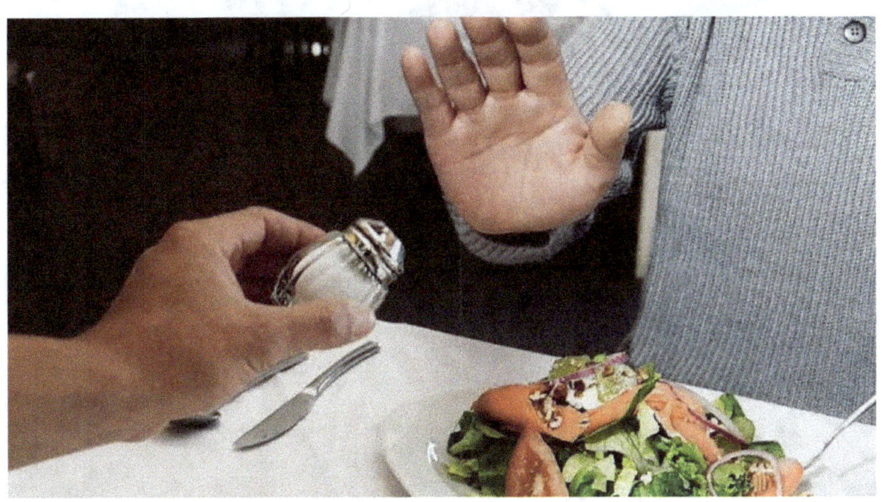

CONSUMO EXCESIVO DE ALCOHOL, SE HA ASOCIADO EL CONSUMO DE ALCOHOL CON LA PRESIÓN ARTERIAL ELEVADA, ESPECIALMENTE EN HOMBRES.

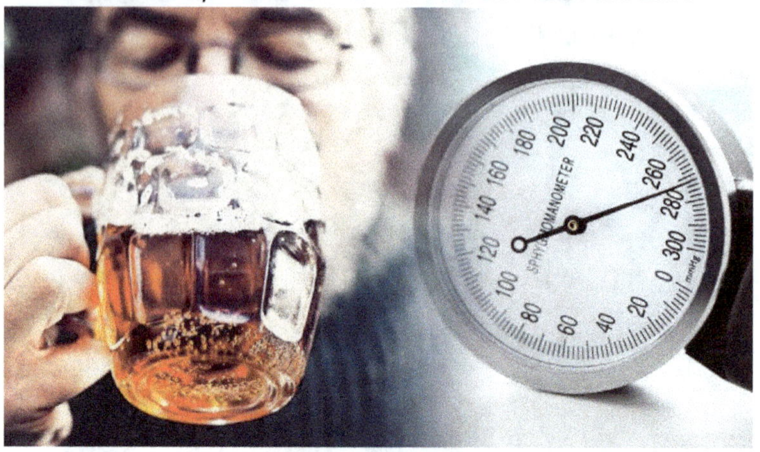

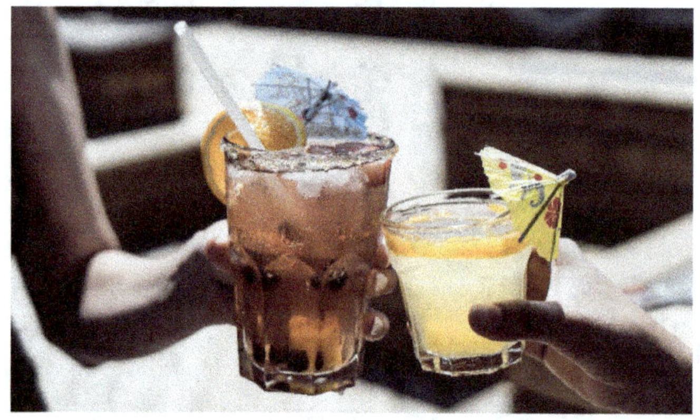

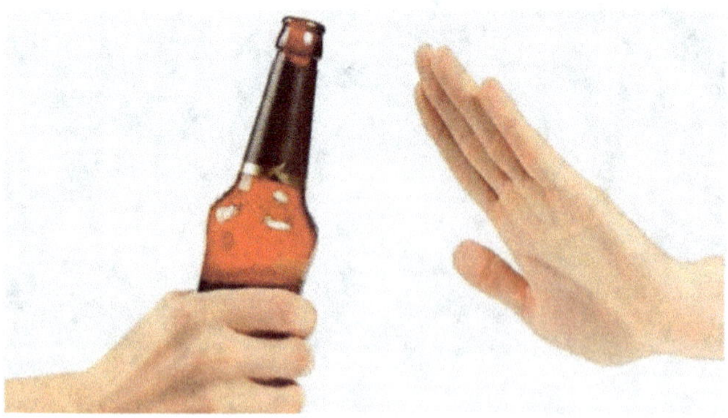

NIVELES BAJOS DE POTASIO, EL POTASIO AYUDA
A EQUILIBRAR LA CANTIDAD DE SAL EN LAS
CÉLULAS DEL CUERPO, UN EQUILIBRIO CORRECTO
DE POTASIO ES IMPORTANTE PARA UNA BUENA
SALUD CARDÍACA, LOS NIVELES BAJOS DE POTASIO
PUEDEN DEBERSE A UNA FALTA DE POTASIO EN LA
DIETA O A DETERMINADAS ENFERMEDADES,
INCLUIDA LA DESHIDRATACIÓN.

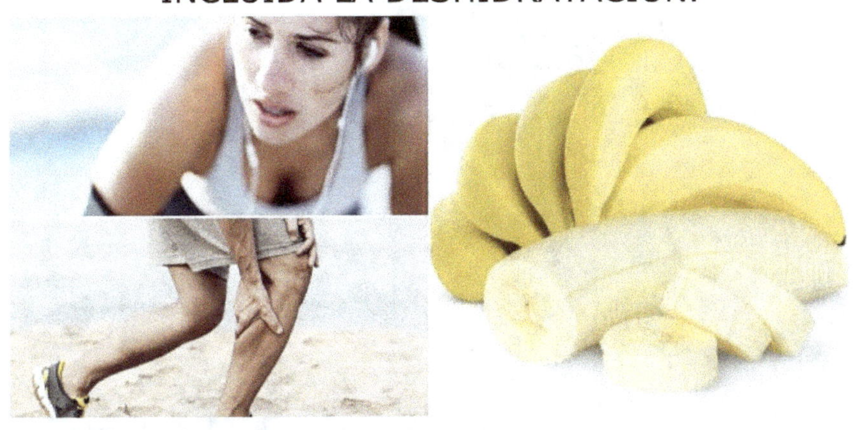

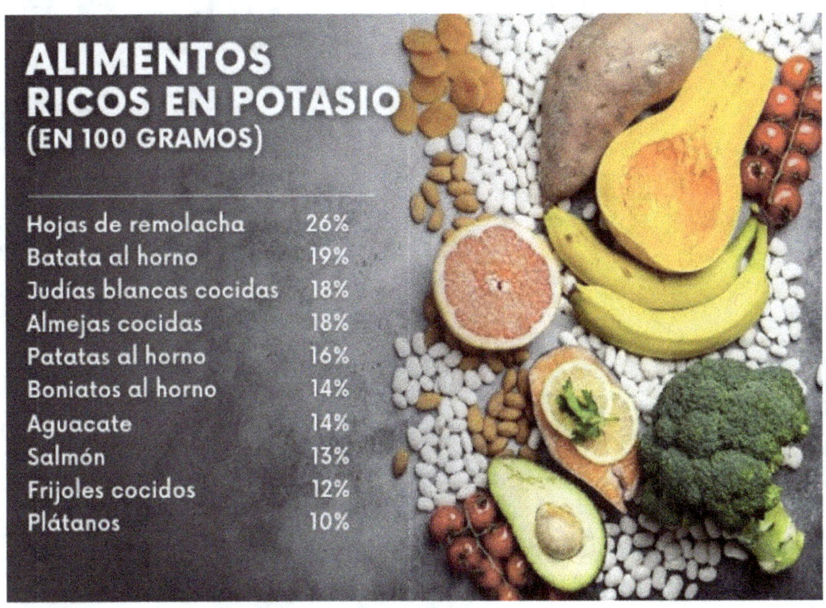

ESTRÉS, LOS NIVELES ALTOS DE ESTRÉS PUEDEN LLEVAR A UN AUMENTO TEMPORAL DE LA PRESIÓN ARTERIAL, LOS HÁBITOS RELACIONADOS CON EL ESTRÉS, COMO COMER EN EXCESO, CONSUMIR TABACO O BEBER ALCOHOL, PUEDEN AUMENTAR AÚN MÁS LA PRESIÓN ARTERIAL.

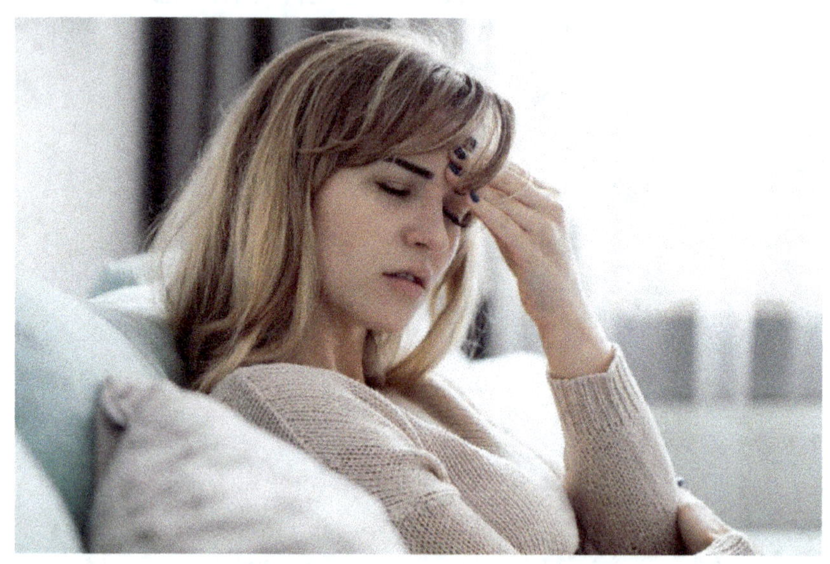

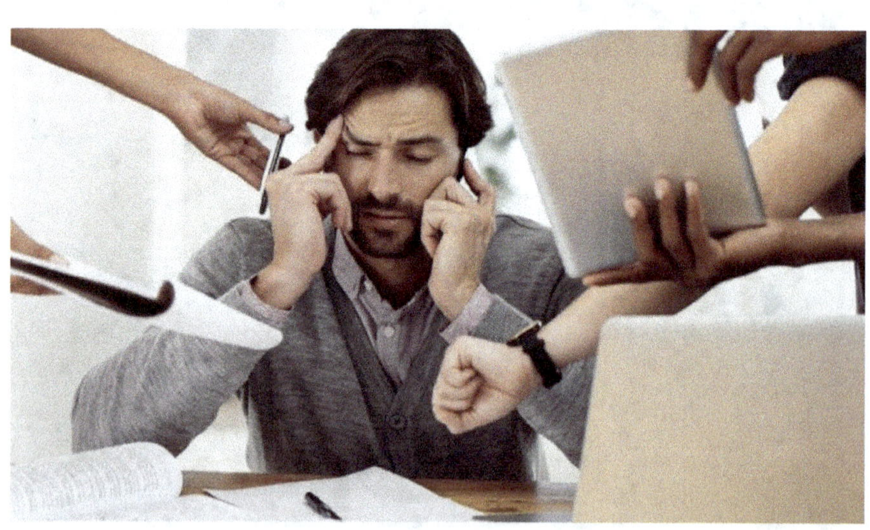

CIERTAS AFECCIONES CRÓNICAS, LA ENFERMEDAD RENAL, LA DIABETES Y LA APNEA DEL SUEÑO SON ALGUNAS DE LAS ENFERMEDADES QUE PUEDEN LLEVAR A LA PRESIÓN ARTERIAL ALTA.

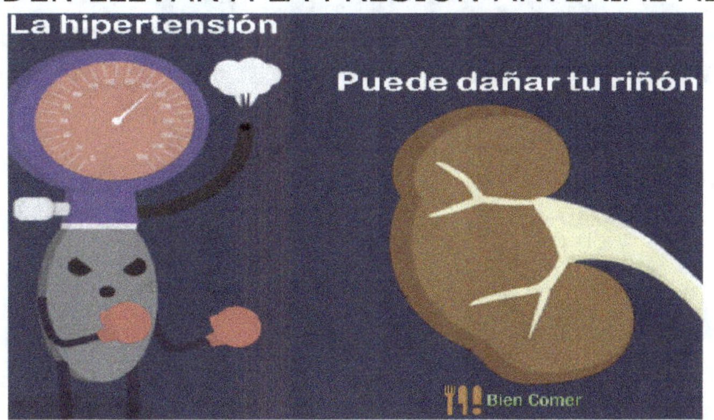

La hipertensión
Puede dañar tu riñón
Bien Comer

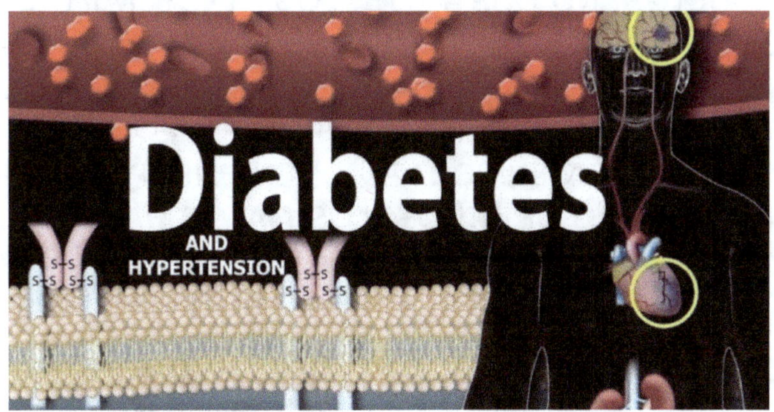

Diabetes
AND
HYPERTENSION
S—S S—S S—S
S—S S—S S—S

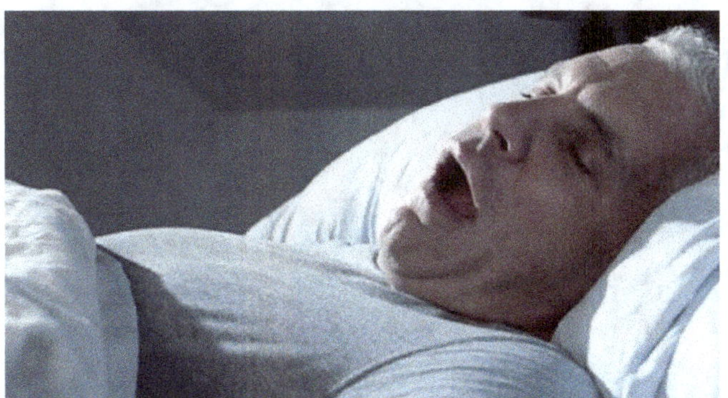

EMBARAZO, A VECES, EL EMBARAZO PUEDE CAUSAR PRESIÓN ARTERIAL ALTA.

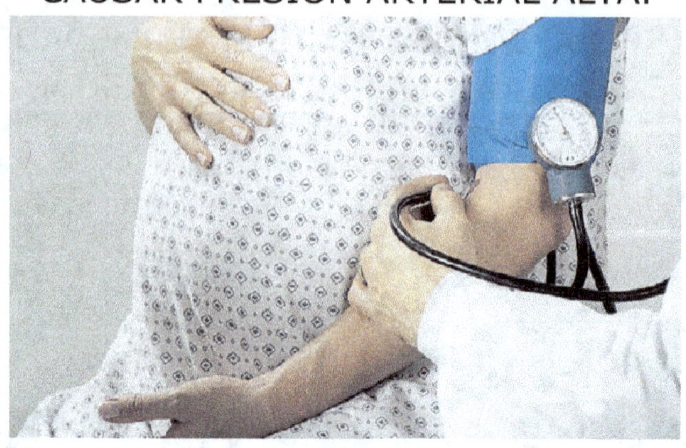

LA PRESIÓN ARTERIAL ALTA ES MÁS COMÚN EN ADULTOS, NO OBSTANTE, LOS NIÑOS TAMBIÉN PUEDEN TENER UNA PRESIÓN ARTERIAL ALTA, EN EL CASO DE ALGUNOS NIÑOS, LA PRESIÓN ARTERIAL ALTA PUEDE DEBERSE A PROBLEMAS EN LOS RIÑONES O EN EL CORAZÓN, SIN EMBARGO, PARA UNA CANTIDAD DE NIÑOS, LOS MALOS HÁBITOS DEL ESTILO DE VIDA, COMO ALIMENTACIÓN POCO SALUDABLE Y FALTA DE EJERCICIO, CONTRIBUYEN A QUE TENGAN PRESIÓN ARTERIAL ALTA.

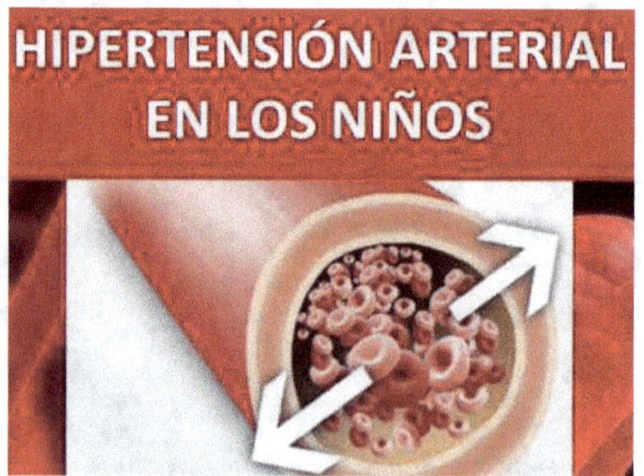

COMPLICACIONES, EL EXCESO DE PRESIÓN EN LAS PAREDES DE LAS ARTERIAS PROVOCA LA PRESIÓN ARTERIAL ALTA Y PUEDE DAÑAR LOS VASOS SANGUÍNEOS Y ÓRGANOS DEL CUERPO, CUANTO MÁS ALTA SEA LA PRESIÓN ARTERIAL Y MÁS TIEMPO PASE SIN CONTROLARSE, MAYOR SERÁ EL DAÑO.

LA PRESIÓN ARTERIAL ALTA NO CONTROLADA PUEDE LLEVAR A COMPLICACIONES COMO LAS SIGUIENTES:

ATAQUE CARDÍACO O ACCIDENTE CEREBRO VASCULAR, EL ENDURECIMIENTO Y EL ENGROSAMIENTO DE LAS ARTERIAS DEBIDO A LA PRESIÓN ARTERIAL ALTA O A OTROS FACTORES PUEDE DERIVAR EN UN ATAQUE CARDÍACO, UN ACCIDENTE CEREBRO VASCULAR U OTRAS COMPLICACIONES.

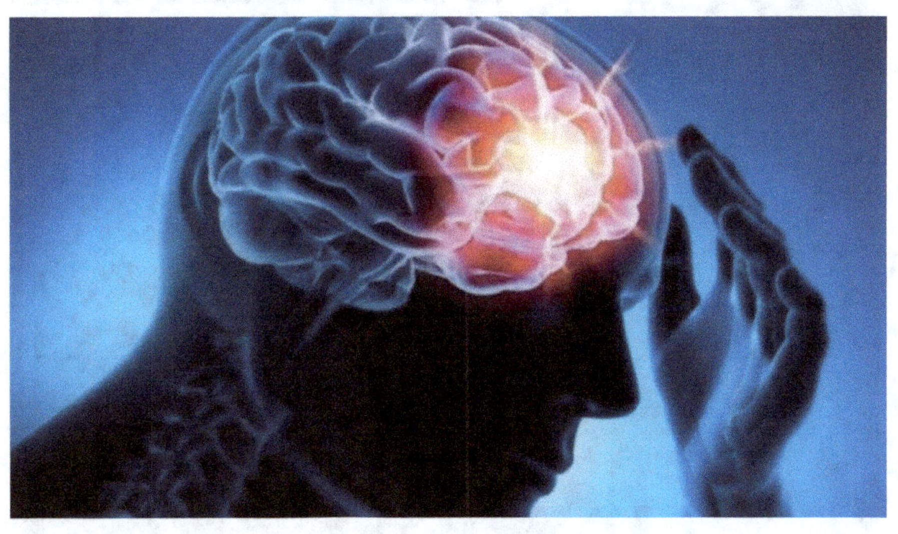

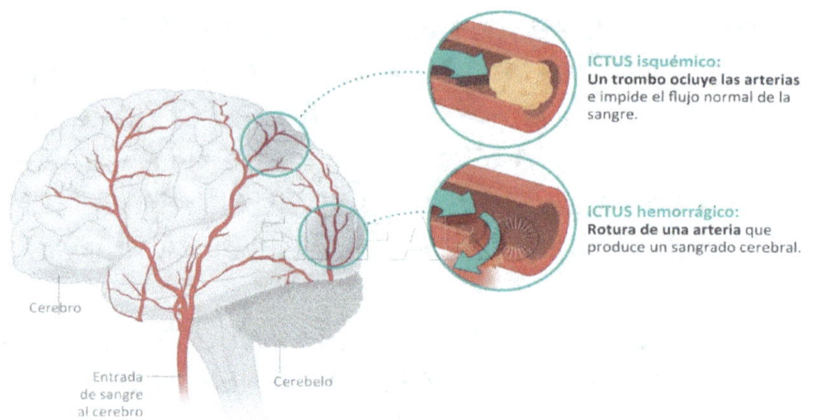

ANEURISMA, EL AUMENTO DE LA PRESIÓN ARTERIAL PUEDE CAUSAR EL DEBILITAMIENTO DE LOS VASOS SANGUÍNEOS Y LA APARICIÓN DE PROTUBERANCIAS EN ELLOS, LO QUE PROVOCA LA FORMACIÓN DE UN ANEURISMA, SI UN ANEURISMA SE ROMPE, PUEDE PONER EN RIESGO LA VIDA.

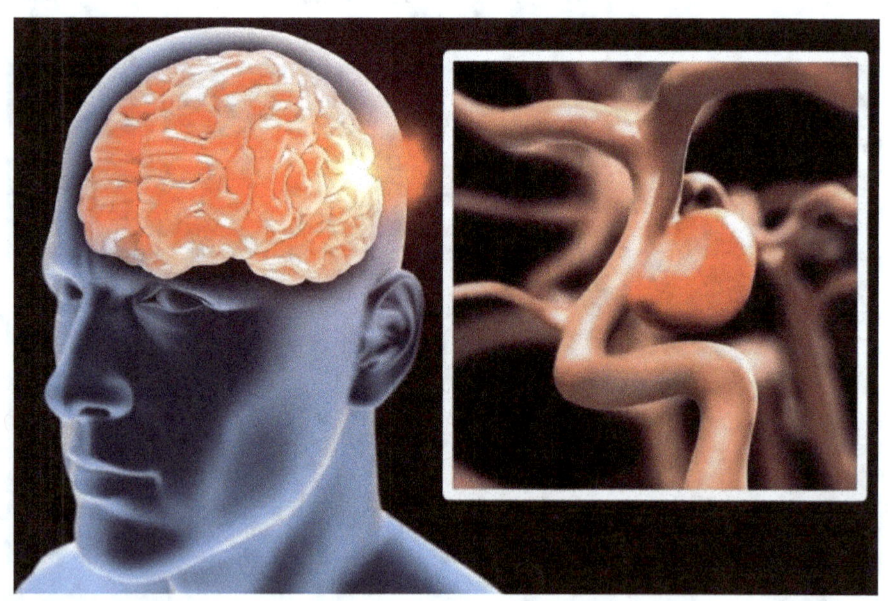

INSUFICIENCIA CARDÍACA, CUANDO LA PRESIÓN ARTERIAL ES ALTA, EL CORAZÓN TIENE QUE TRABAJAR MÁS PARA BOMBEAR LA SANGRE, LA DISTENSIÓN CAUSA QUE LAS PAREDES DE LA CAVIDAD DE BOMBEO DEL CORAZÓN SE ENGROSEN, ESTA AFECCIÓN SE DENOMINA HIPERTROFIA VENTRICULAR IZQUIERDA, FINALMENTE, EL CORAZÓN NO PUEDE BOMBEAR SUFICIENTE SANGRE PARA SATISFACER LAS NECESIDADES DEL CUERPO, LO QUE PROVOCA UNA INSUFICIENCIA CARDÍACA.

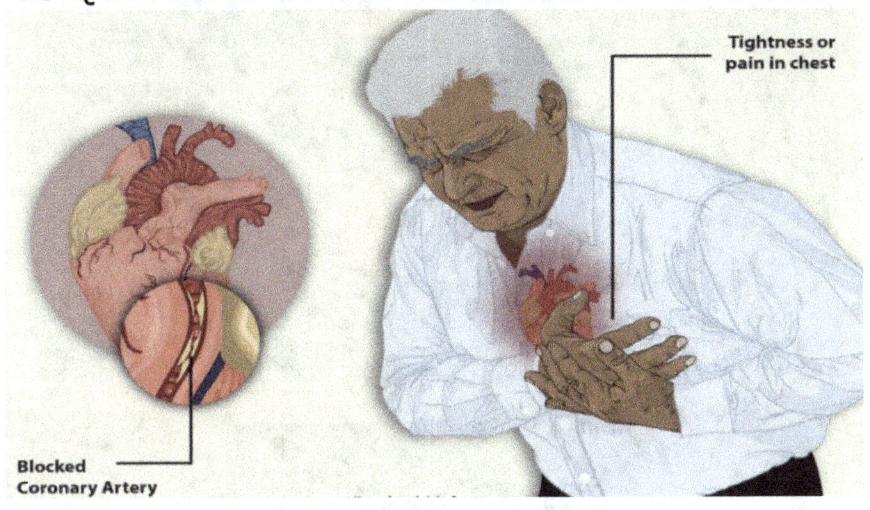

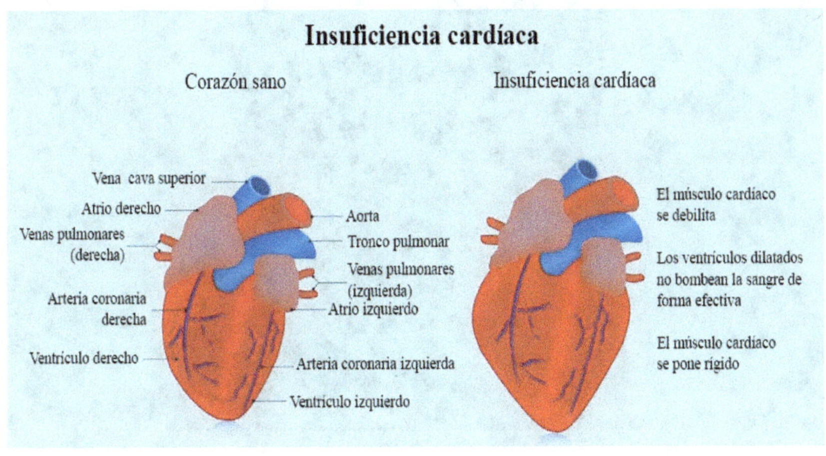

PROBLEMAS RENALES, LA PRESIÓN ARTERIAL ALTA PUEDE PROVOCAR EL ESTRECHAMIENTO O DEBILITAMIENTO DE LOS VASOS SANGUÍNEOS DE LOS RIÑONES, ESTO PUEDE DERIVAR EN DAÑOS EN LOS RIÑONES.

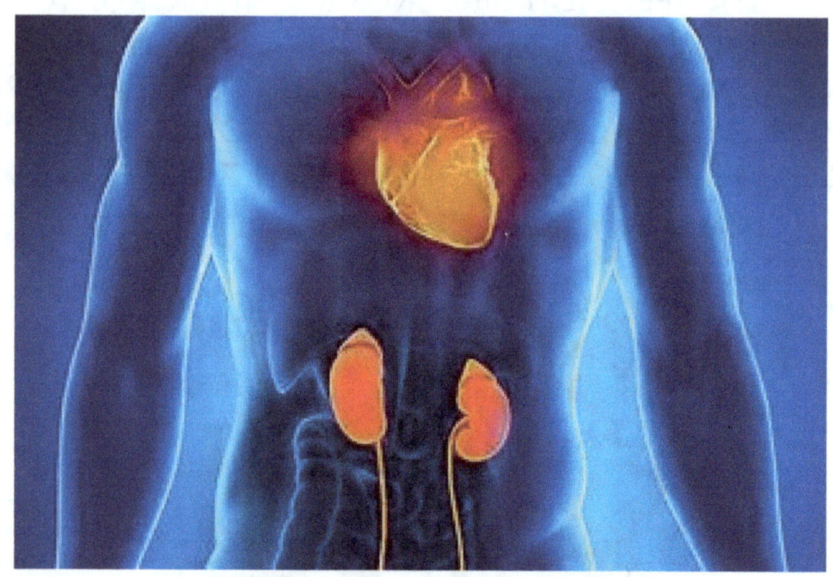

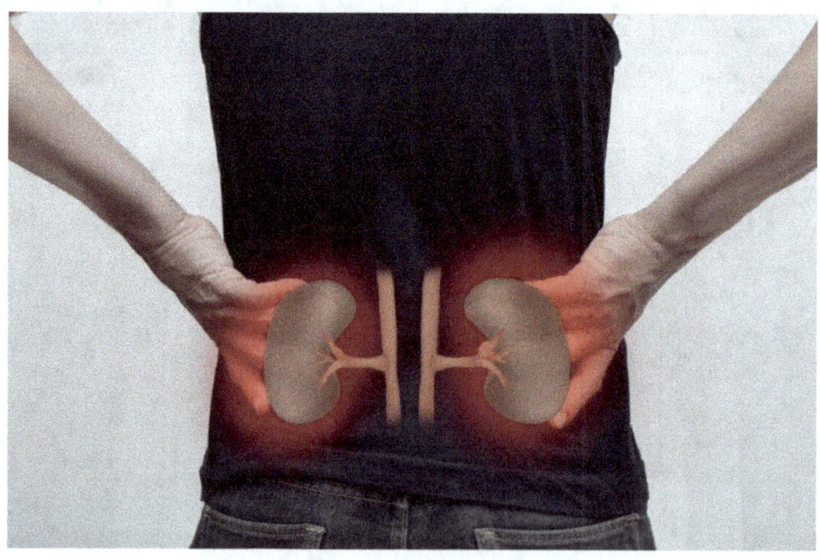

PROBLEMAS OCULARES, EL AUMENTO DE LA PRESIÓN ARTERIAL PUEDE PROVOCAR EL ENGROSAMIENTO, EL ESTRECHAMIENTO O LA ROTURA DE LOS VASOS SANGUÍNEOS DE LOS OJOS, ESTO PUEDE OCASIONAR LA PÉRDIDA DE LA VISIÓN.

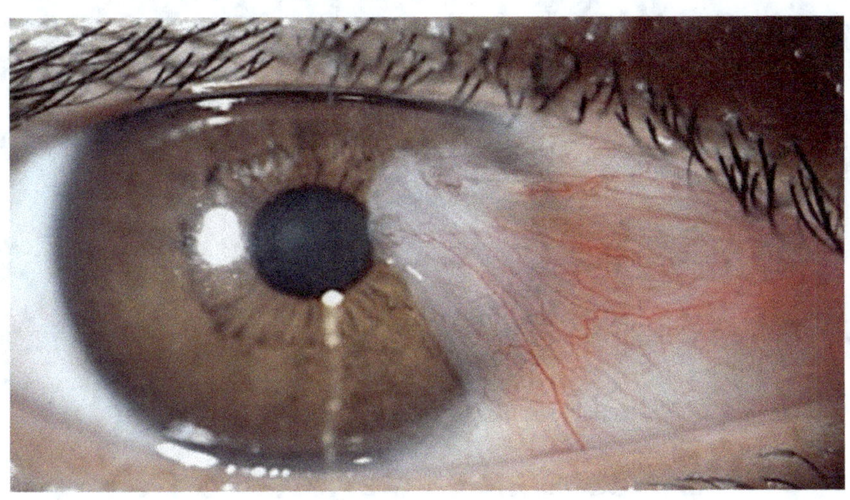

SÍNDROME METABÓLICO, ESTE SÍNDROME COSISTE EN UN CONJUNTO DE TRASTORNOS DEL METABOLISMO, CONSISTE EN LA DESCOMPOSICIÓN IRREGULAR DEL AZÚCAR, TAMBIÉN DENOMINADO GLUCOSA, EL SÍNDROME INCLUYE UN AUMENTO DEL TAMAÑO DE LA CINTURA, NIVELES ALTOS DE TRIGLICÉRIDOS, DISMINUCIÓN DE LOS NIVELES DE COLESTEROL DE LIPOPROTEÍNAS DE ALTA DENSIDAD (COLESTEROL HDL O BUENO), PRESIÓN ARTERIAL ALTA Y NIVELES ELEVADOS DE GLUCOSA EN LA SANGRE, ESTAS AFECCIONES PUEDEN INCREMENTAR LAS POSIBILIDADES DE QUE TENGAS DIABETES, UNA ENFERMEDAD CARDÍACA Y UN ACCIDENTE CEREBROVASCULAR.

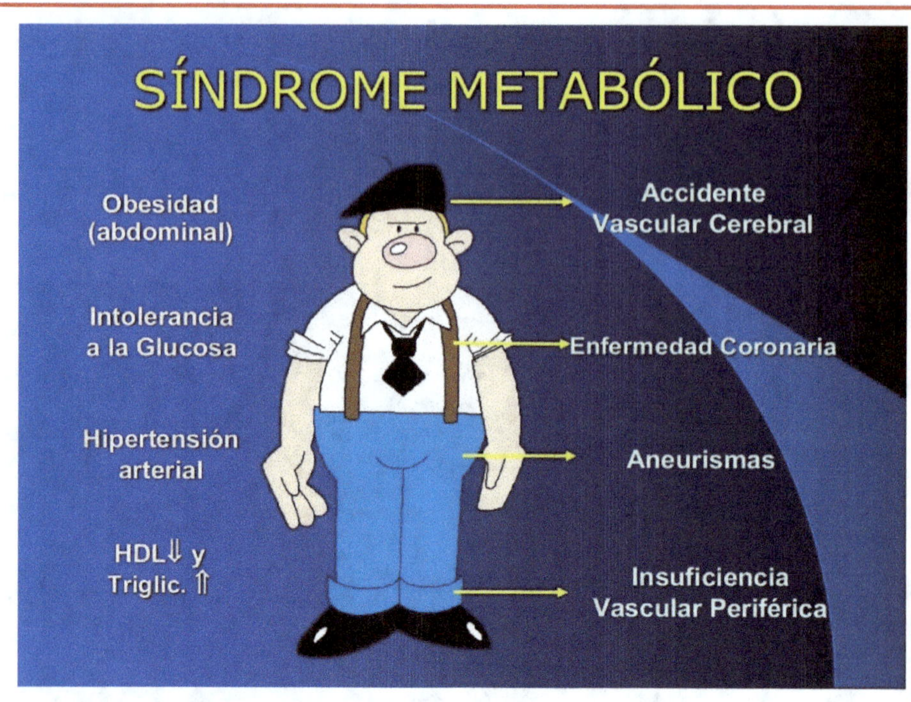

CAMBIOS EN LA MEMORIA O LA COMPRENSIÓN, LA PRESIÓN ARTERIAL ALTA NO CONTROLADA TAMBIÉN PUEDE AFECTAR A LA CAPACIDAD PARA PENSAR, RECORDAR Y APRENDER.

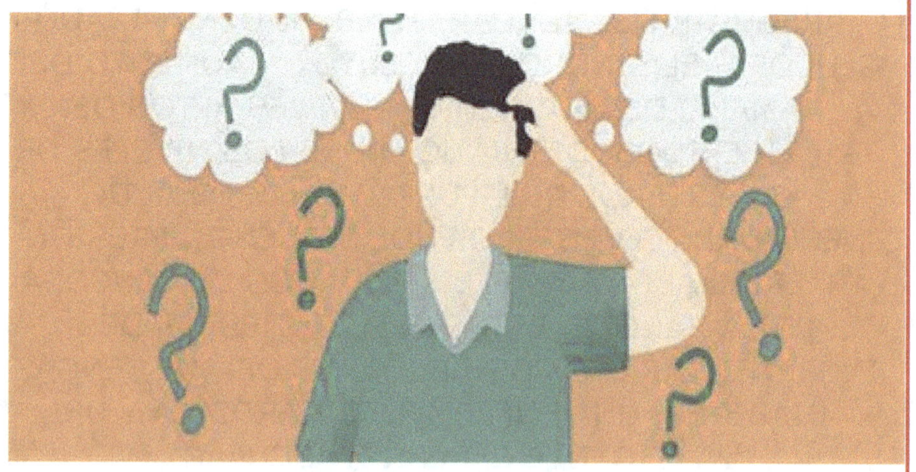

DEMENCIA, EL ESTRECHAMIENTO O LA OBSTRUCCIÓN DE LAS ARTERIAS PUEDE LIMITAR EL FLUJO SANGUÍNEO AL CEREBRO, ESTO PUEDE PROVOCAR UN TIPO DETERMINADO DE DEMENCIA, DENOMINADO DEMENCIA VASCULAR, UN ACCIDENTE CEREBRO VASCULAR QUE INTERRUMPE EL FLUJO SANGUÍNEO HACIA EL CEREBRO TAMBIÉN PUEDE PROVOCAR DEMENCIA VASCULAR.

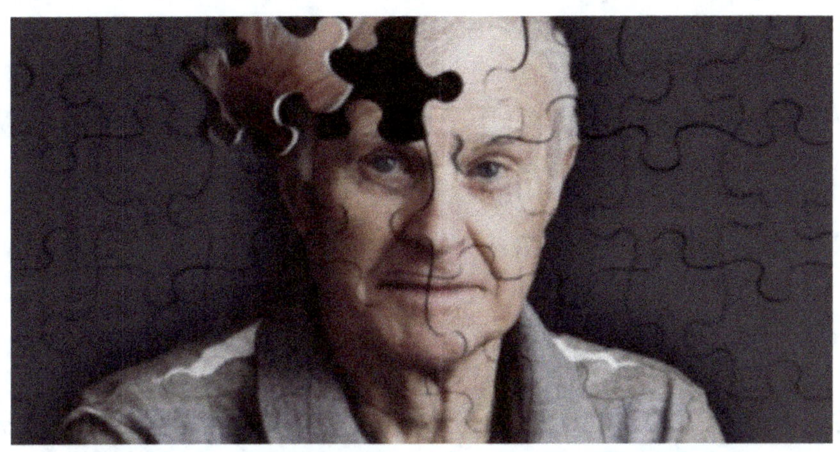

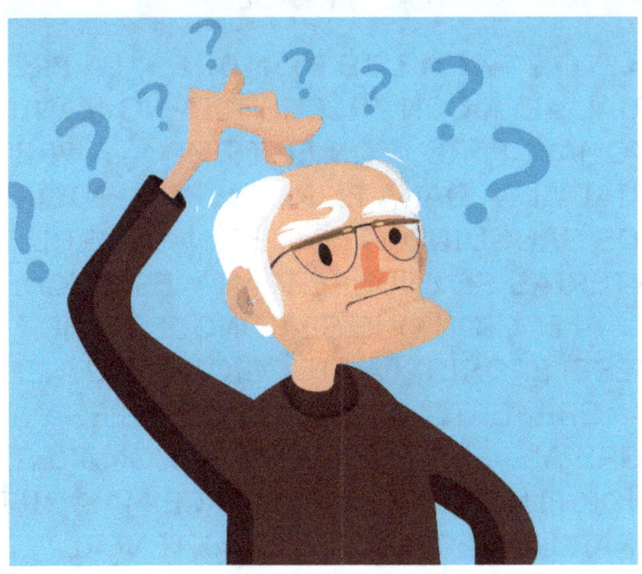

5.- PRESIÓN ARTERIAL ALTA Y VIDA SEXUAL

SI HABLAS SOBRE CUALQUIER PROBLEMA Y TRABAJAS EN ESTRECHA COLABORACIÓN CON TUS DOCTORES, PUEDES RECIBIR TRATAMIENTO PARA LA PRESIÓN ARTERIAL ALTA Y AUN ASÍ DISFRUTAR DE UNA VIDA SEXUAL SATISFACTORIA.

SI TIENES PRESIÓN ARTERIAL ALTA, ES POCO PROBABLE QUE TENER RELACIONES SEXUALES CAUSE PROBLEMAS DE SALUD INMEDIATOS, COMO UN ATAQUE CARDÍACO. SIN EMBARGO, LA PRESIÓN ARTERIAL ALTA PUEDE AFECTAR TU SATISFACCIÓN CON LAS RELACIONES SEXUALES, SE HA DEMOSTRADO QUE EN LOS HOMBRES HAY UNA VINCULACIÓN ENTRE ANTECEDENTES DE PRESIÓN ARTERIAL ALTA Y PROBLEMAS SEXUALES, EN EL CASO DE LAS MUJERES QUE TIENEN UNA MENOR SATISFACCIÓN SEXUAL AÚN NO SE HA DEMOSTRADO QUE LA PRESIÓN ARTERIAL ALTA SEA LA CULPABLE.

DESAFÍOS PARA LOS HOMBRES, LA PRESIÓN ARTERIAL ALTA CON FRECUENCIA NO MANIFIESTA SÍNTOMAS, PERO, CON EL TIEMPO LA PRESIÓN ARTERIAL ALTA DAÑA EL RECUBRIMIENTO DE LOS VASOS SANGUÍNEOS, TAMBIÉN HACE QUE LAS ARTERIAS SE ENDUREZCAN Y ESTRECHEN, AFECCIÓN QUE SE CONOCE COMO ATEROESCLEROSIS, LA AFECCIÓN LIMITA EL FLUJO DE SANGRE, ESTO SIGNIFICA QUE LLEGA MENOS SANGRE AL PENE, EN ALGUNOS HOMBRES, ESE MENOR FLUJO DE SANGRE HACE MÁS DIFÍCIL LOGRAR UNA ERECCIÓN Y MANTENERLA, ESTE

PROBLEMA ES BASTANTE FRECUENTE Y SE LLAMA DISFUNCIÓN ERÉCTIL, TENER DISFUNCIÓN ERÉCTIL, AUNQUE SEA UNA VEZ, PUEDE CAUSAR ANSIEDAD, EL MIEDO DE QUE ESTO PUEDA PASAR DE NUEVO PUEDE LLEVAR A LOS HOMBRES A QUE EVITEN LAS RELACIONES SEXUALES.

LA PRESIÓN ARTERIAL ALTA TAMBIÉN PUEDE AFECTAR LA EYACULACIÓN, ALGUNOS MEDICAMENTOS PARA LA PRESIÓN ARTERIAL PUEDEN DISMINUIR EL DESEO SEXUAL.

MEDICAMENTOS PARA LA DISFUNCIÓN ERÉCTIL Y LA PRESIÓN ARTERIAL ALTA, SI SE PIENSA USAR ESTOS MEDICAMENTOS PARA AYUDAR CON LAS ERECCIONES, ES UNA BUENA IDEA CONSULTAR CON TU PROVEEDOR DE ATENCIÓN MÉDICA, ESTOS MEDICAMENTOS INCLUYEN SILDENAFILO (REVATIO, VIAGRA), VARDENAFILO, AVANAFILO (STENDRA) Y TADALAFILO (ADCIRCA, CIALIS Y OTROS), LA FORMULACIÓN EN PASTILLA DE ESTOS MEDICAMENTO GENERALMENTE ES SEGURA PARA LOS HOMBRES CON PRESIÓN ARTERIAL ALTA QUE NO TIENEN OTROS PROBLEMAS DE SALUD, ESTÁN CONTRAINDICADOS PARA HOMBRES CON ENFERMEDADES CARDÍACAS GRAVES Y NO SON APTOS PARA HOMBRES CON PRESIÓN ARTERIAL ALTA QUE CON DIFICULTADES PARA ORINAR U OTROS PROBLEMAS DE LAS VÍAS URINARIAS, NUNCA TOMAR MEDICAMENTOS CON NITRATOS, SE USAN PARA TRATAR DOLOR EN EL PECHO, HACERLO PUEDEN CAUSAR UNA DISMINUCIÓN PELIGROSA DE PRESIÓN ARTERIAL.

DIURÉTICOS, LOS DIURÉTICOS PUEDEN DISMINUIR EL FLUJO DE SANGRE AL PENE, LO QUE PUEDE DIFICULTAR TENER UNA ERECCIÓN, TAMBIÉN PUEDEN ELIMINAR EL ZINC DEL CUERPO, EL ZINC ES NECESARIO PARA PRODUCIR LA TESTOSTERONA, QUE ES UNA HORMONA SEXUAL

BETABLOQUEADORES, ESTOS MEDICAMENTOS, ESPECIALMENTE LOS BETABLOQUEADORES MÁS ANTIGUOS COMO PROPRANOLOL (INDERAL LA, INNOPRAN XL), SE ASOCIAN A MENUDO CON PROBLEMAS SEXUALES, TOMAR LOS MEDICAMENTOS EXACTAMENTE COMO SE RECETAN PUEDE AYUDAR A REDUCIR EL RIESGO DE TENER EFECTOS SECUNDARIOS, COMO PROBLEMAS SEXUALES, SI ESO NO FUNCIONA, HABLA CON TU ATENCIÓN MÉDICA SOBRE OTROS MEDICAMENTOS QUE PUEDAN TENER MENOS EFECTOS SECUNDARIOS.

Principales drogas usadas en el tratamiento de la hipertensión arterial

- DIURETICOS
- BETABLOQUEADORES
- ANTAGONISTAS DE LOS CANALES DEL Ca
- INHIBIDORES DE LA ECA
- ANTAGONISTAS DE LOS RECEPTORES DE LA ANGIOTENSINA

MEDICAMENTOS CON MENOR PROBABILIDAD DE CAUSAR EFECTOS SECUNDARIOS SEXUALES, SI TUS MEDICAMENTOS PARA LA PRESIÓN ARTERIAL TE ESTÁN CAUSANDO EFECTOS SECUNDARIOS SEXUALES, HABLA CON TU PROVEEDOR DE ATENCIÓN MÉDICA ACERCA DE TUS OPCIONES, ALGUNOS MEDICAMENTOS PARA LA PRESIÓN ARTERIAL ALTA TIENEN MENOR PROBABILIDAD DE CAUSAR PROBLEMAS SEXUALES, POR EJEMPLO, CAMBIAR A UN TIPO DE BETABLOQUEANTES DESARROLLADO MÁS RECIENTEMENTE MEJORA LOS SÍNTOMAS EN ALGUNAS PERSONAS, EXISTEN VARIOS TIPOS DE MEDICAMENTOS PARA LA PRESIÓN ARTERIAL QUE SE HA DEMOSTRADO QUE NO CAUSAN PROBLEMAS SEXUALES, PREGÚNTA A TU SERVICIO MEDICO QUÉ ES LO MEJOR PARA TI. SI TU DOCTOR LO APRUEBA PODRÍAS DEJAR DE TOMAR LOS MEDICAMENTOS PARA LA PRESIÓN ARTERIAL POR UN CORTO PERÍODO PARA VER SI MEJORAN LOS SÍNTOMAS SEXUALES, DURANTE ESTE TIEMPO, ES POSIBLE QUE TENGAS QUE TOMARTE LA PRESIÓN ARTERIAL CON MAS FRECUENCIA EN CASA PARA ASEGURARTE DE QUE ESTÉS EN UN RANGO SEGURO, ASEGÚRATE DE INFORMARLE AL DOCTOR CUÁLES SON LOS MEDICAMENTOS QUE TOMAS, INCLUSO LOS SUPLEMENTOS HERBARIOS Y LOS MEDICAMENTOS QUE OBTIENES SIN RECETA MÉDICA, A VECES, ESTOS TAMBIÉN PUEDEN LLEVAR A PROBLEMAS SEXUALES.

SÉ SINCERO CON TUS DOCTORES DE ATENCIÓN MÉDICA, VIVIR CON PRESIÓN ARTERIAL ALTA NO SIEMPRE SIGNIFICA RENUNCIAR A UNA BUENA VIDA

SEXUAL, HABLAR ABIERTA Y SINCERAMENTE CON TU SERVICIO MÉDICO TE AYUDA A CONTROLAR MEJOR TU TRATAMIENTO Y A SUPERAR LOS PROBLEMAS SEXUALES QUE PUEDEN CAUSAR LA PRESIÓN ARTERIAL ALTA, PREPÁRATE PARA RESPONDER LAS PREGUNTAS QUE TE PUEDAN HACER, POR EJEMPLO: ¿QUÉ MEDICAMENTOS TOMAS?, ¿CAMBIÓS RECIENTES EN RELACIÓN CON TU PAREJA SEXUAL?, ¿ESTÁS TRISTE O DEPRIMIDO?, ¿HAS ESTADO BAJO MUCHO ESTRÉS ÚLTIMAMENTE?

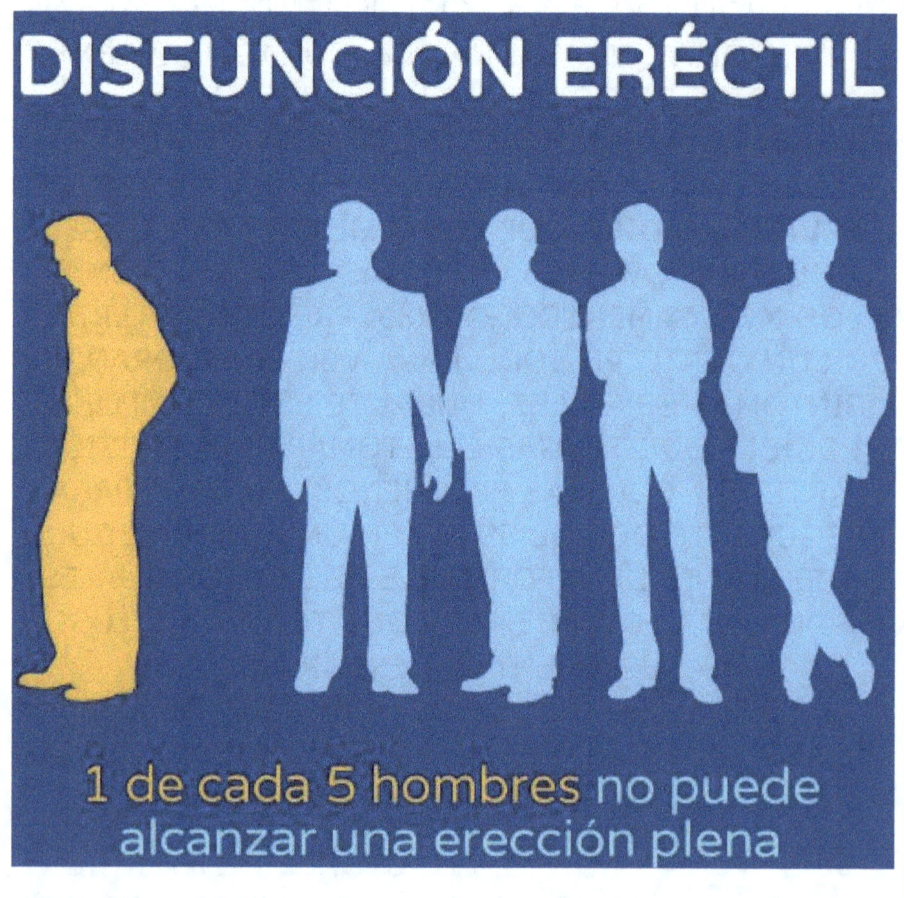

DESAFÍOS PARA LAS MUJERES, NO SE COMPRENDE BIEN CÓMO LA PRESIÓN ARTERIAL ALTA AFECTA A LAS MUJERES A NIVEL SEXUAL, SIN EMBARGO, ES POSIBLE QUE LA PRESIÓN ARTERIAL ALTA AFECTE LA VIDA SEXUAL DE LAS MUJERES, LA PRESIÓN ARTERIAL ALTA PUEDE REDUCIR EL FLUJO SANGUÍNEO A LA VAGINA, PUEDE DISMINUIR LOS NIVELES DE ÓXIDO NÍTRICO, LO CUAL AYUDA A RELAJAR LOS MÚSCULOS LISOS, EN ALGUNAS MUJERES, ESTO PUEDE CAUSAR LO SIGUIENTE,

DISMINUCIÓN DEL DESEO SEXUAL O DE LA EXCITACIÓN, DIFICULTAD PARA TENER UN ORGASMO, SEQUEDAD VAGINAL, USAR LUBRICACIÓN Y APRENDER FORMAS DE MEJORAR LA EXCITACIÓN SEXUAL PUEDE AYUDAR.
AL IGUAL QUE LOS HOMBRES, LAS MUJERES PUEDEN TENER ANSIEDAD Y DIFICULTADES EN LAS RELACIONES DEBIDO A PROBLEMAS SEXUALES, LAS MUJERES DEBEN HABLAR CON SUS MÉDICOS SI TIENEN ALGÚN PROBLEMA O INQUIETUD.

EFECTOS SECUNDARIOS SEXUALES DE LOS MEDICAMENTOS PARA LA PRESIÓN ARTERIAL ALTA. ALGUNOS MEDICAMENTOS PARA LA PRESIÓN ARTERIAL ALTA PUEDEN AFECTAR EL DESEO SEXUAL O LA CALIDAD DE LA RELACIÓN SEXUAL.

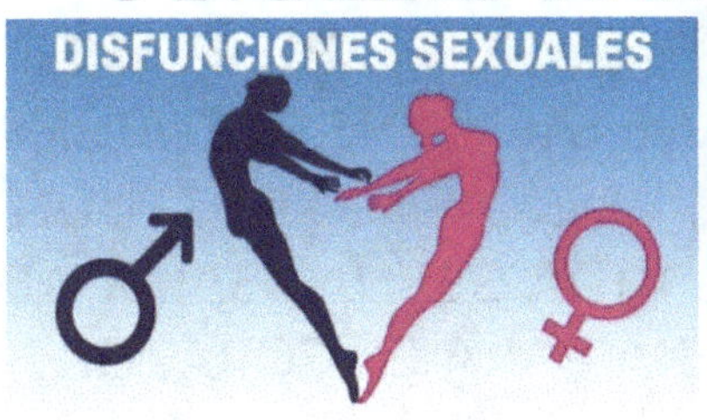

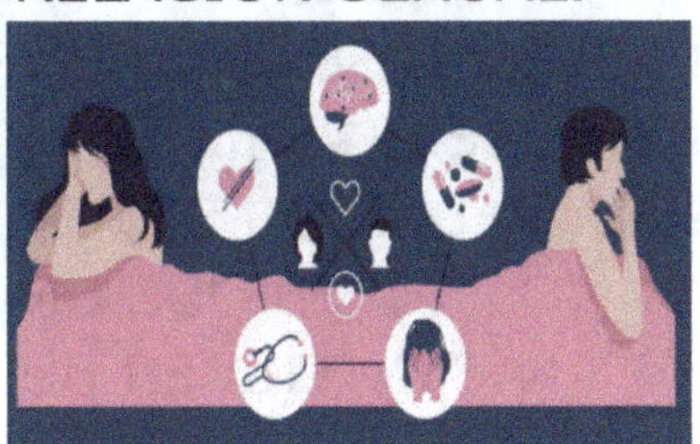

6.- ESTILO DE VIDA SALUDABLE

TENER UN ESTILO DE VIDA SALUDABLE PUEDE BAJAR LA PRESIÓN ARTERIAL, MANTENER EL CORAZÓN SANO PUEDE CON EL TIEMPO PREVENIR LA DISFUNCIÓN ERÉCTIL Y OTROS PROBLEMAS RELACIONADOS CON LAS RELACIONES SEXUALES, INTENTA ESTAS OPCIONES DE ESTILO DE VIDA SALUDABLE: NO FUMES NI CONSUMAS TABACO, COME ALIMENTOS SALUDABLES, LIMITA LA CANTIDAD DE ALCOHOL QUE CONSUMES, REDUCE LA CANTIDAD DE SAL EN TU DIETA, HAZ EJERCICIO DE FORMA REGULAR, PIERDE EL EXCESO DE PESO. UN CUERPO SANO Y EN FORMA PUEDE AUMENTAR TU CONFIANZA Y AYUDARTE A SENTIR MÁS ATRACTIVO, LO QUE PUEDE MEJORAR TU VIDA SEXUAL.

PREPARA EL ENTORNO PARA UNA RELACIÓN SEXUAL SATISFACTORIA, CÓMO TE SIENTES CON RESPECTO A TU PAREJA Y CUÁNDO TIENEN RELACIONES SEXUALES PUEDE AFECTAR TU RESPUESTA SEXUAL, PARA QUE LA RELACIÓN SEXUAL SEA MÁS SATISFACTORIA, HAY QUE TENERLA CUANDO TÚ Y TU PAREJA ESTÉN RELAJADOS, INTENTEN VARIAS MANERAS DE ESTAR CERCA FÍSICAMENTE, COMO DARSE MASAJES O UN BAÑO CÁLIDO, DÍGANSE EL UNO AL OTRO LO QUE DISFRUTAN SEXUALMENTE, HABLAR ABIERTAMENTE PUEDE SER LA MEJOR MANERA DE DISFRUTAR MÁS DE LA RELACIÓN SEXUAL, ADEMÁS, LOS ESTUDIOS HAN MOSTRADO QUE UNA VIDA SEXUAL SALUDABLE Y PLACENTERA ES BUENA PARA EL CORAZÓN.

PELIGROS SOBRE LA HIPERTENSIÓN, EFECTOS DE LA HIPERTENSIÓN SOBRE TU CUERPO, LA PRESIÓN ARTERIAL ALTA ES UN FACTOR IMPORTANTE EN NUESTRO DIARIO VIVIR, ES POSIBLE QUE TU CORAZÓN NO PALPITE CON LA RAPIDEZ NECESARIA CUANDO HACES ACTIVIDADES FÍSICAS, A MEDIDA QUE PASAN LOS AÑOS, SE HAN ACUMULADO DEPÓSITOS DE GRASA (PLACA) EN LAS PAREDES DE LAS ARTERIAS, LAS ARTERIAS SE PONEN MÁS RÍGIDAS CON LA EDAD, Y ESO PUEDE CAUSAR HIPERTENSIÓN, TU CORAZÓN PUEDE DESARROLLAR ARRITMIAS, ES DECIR, RITMOS CARDÍACOS RÁPIDOS, LENTOS O IRREGULARES, TU MÉDICO TE HARÁ CHEQUEOS DEL CORAZÓN MÁS A MENUDO A MEDIDA QUE AVANZAS DE EDAD.

HERRAMIENTAS QUE AYUDAN A LOS DOCTORES A EVALUAR EL FUNCIONAMIENTO DEL CORAZÓN Y MEDIR RIESGO DE ENFERMEDAD DEL CORAZÓN, ENTRE ELLAS: CHEQUEO DE HIPERTENSIÓN, ESTUDIOS DE SANGRE EN AYUNAS PARA DETERMINAR EL COLESTEROL EXISTENTE EN TU CUERPO UNA SUSTANCIA QUE CAUSA LA ACUMULACIÓN DE PLACA, ESTUDIOS DE SANGRE PARA MEDIR INDICADORES DE INFLAMACIÓN, ELECTROCARDIOGRAMA (EKG), ESTUDIO QUE MIDE LA ACTIVIDAD ELÉCTRICA DE TU CORAZÓN, ECOCARDIOGRAMA ESTUDIO QUE USA ONDAS DE SONIDO PARA CREAR IMÁGENES DE TU CORAZÓN.

ADMINISTRACIÓN DE MEDICAMENTOS, ES POSIBLE QUE DESPUÉS DE LOS 70 NECESITES TOMAR VARIOS MEDICAMENTOS POR RECETA, EN

UNA ENCUESTA DE NUMEROSAS PERSONAS DE 62 A 86 AÑOS EL 87 % INDICÓ QUE TOMABA POR LO MENOS UN MEDICAMENTO POR RECETA, Y EL 36 % INDICÓ QUE TOMABA POR LO MENOS CINCO MEDICAMENTOS, LOS MEDICAMENTOS QUE SE RECETAN CORRECTAMENTE PUEDEN AYUDARTE A MEJORAR TU SALUD, MANTENERTE SANO Y CONTROLAR LAS ENFERMEDADES CRÓNICAS, PERO TAMBIÉN TIENEN RIESGOS NOTABLES PARA ADULTOS MAYORES TALES COMO: REACCIONES ADVERSAS, SI TOMAS MEDICAMENTOS RECETADOS POR VARIOS DOCTORES, TIENES UNA PROBABILIDAD MÁS ALTA DE TENER CAÍDAS, DEPRESIÓN, CONFUSIÓN Y ALUCINACIONES, LOS COSTOS, EL PRECIO DE LOS MEDICAMENTOS PUEDE COHIBIRTE DE TOMAR LOS MEDICAMENTOS COMO INDICA LA RECETA, APROXIMADAMENTE UNO DE CADA CUATRO ADULTOS MAYORES NO TOMA LA DOSIS INDICADA O NO COMPRA LOS MEDICAMENTOS RECETADOS POR MOTIVOS ECONÓMICOS, CADA AÑO, MUEREN APROXIMADAMENTE 140,000 ADULTOS MAYORES PORQUE NO SE TOMARON SUS MEDICAMENTOS CORRECTAMENTE COMO LO INDICA LA RECETA.

INDEPENDIENTE DE TU EDAD, Y ESPECIALMENTE DESPUÉS DE CUMPLIR 70 AÑOS, DEBES PEDIRLE AL MÉDICO CONSEJOS SOBRE LA ADMINISTRACIÓN DE TUS MEDICAMENTOS, CONVERSACIONES EN QUE PUEDES INFORMARTE SOBRE LAS INTERACCIONES Y ESTRATEGIAS QUE PUEDES USAR PARA TOMAR TUS MEDICAMENTOS ADECUADAMENTE.

INCONTINENCIA (PÉRDIDA INVOLUNTARIA DE ORINA), ES COMÚN QUE LOS ADULTOS MAYORES, EN PARTICULAR LAS MUJERES, TENGAN PÉRDIDA INVOLUNTARIA DE ORINA, A ESTO SE LE LLAMA INCONTINENCIA, ASEGÚRATE DE DECIRLE A TU DOCTOR SI PADECES DE INCONTINENCIA, AUNQUE TE DE VERGÜENZA TEN SEGURIDAD QUE LOS MÉDICOS ESTÁN ACOSTUMBRADOS A HABLAR CON SUS PACIENTES SOBRE ESTE TEMA.

1) Incontinencia Urinaria Femenina de Esfuerzo

- Mujeres **pre y post-menopáusicas**.
- Realización de **esfuerzo**.
- Toser, reír, coger peso, saltar...

2) Incontinencia Urinaria de Urgencia

- **Mujer** adulta y **ancianos**.
- Frecuente cuando hay **deterioro neurológico**.

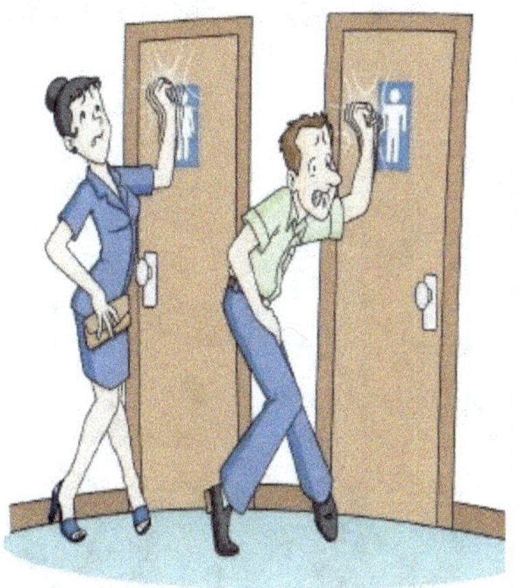

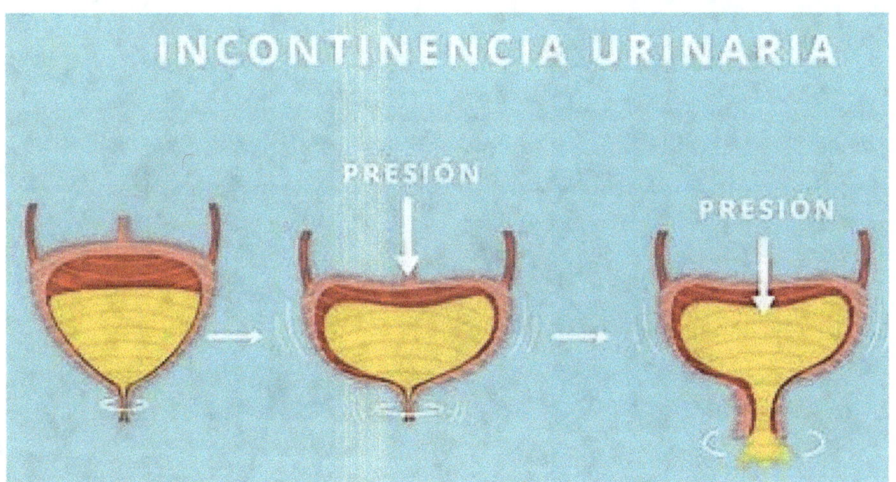

LA INCONTINENCIA OCURRE A MENUDO PORQUE LA VEJIGA SE DEBILITA, LOS MÚSCULOS DEL SUELO PÉLVICO SE DEBILITAN Y OTROS PROBLEMAS DE SALUD, EN LOS HOMBRES MAYORES, EL AGRANDAMIENTO DE LA PRÓSTATA PUEDE RESULTAR EN LA PÉRDIDA INVOLUNTARIA DE ORINA, HAY TRATAMIENTOS QUE FUNCIONAN PARA CONTROLAR LA CONDICIÓN, ENTRE OTROS:

EJERCICIOS PARA LOS MÚSCULOS DEL SUELO PÉLVICO

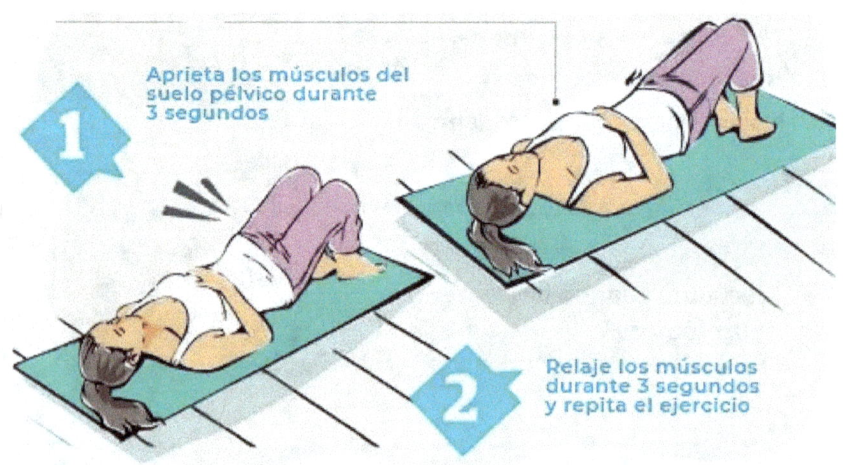

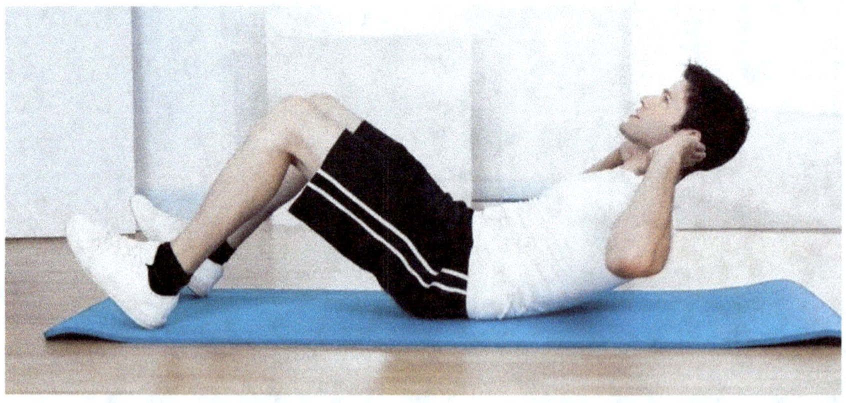

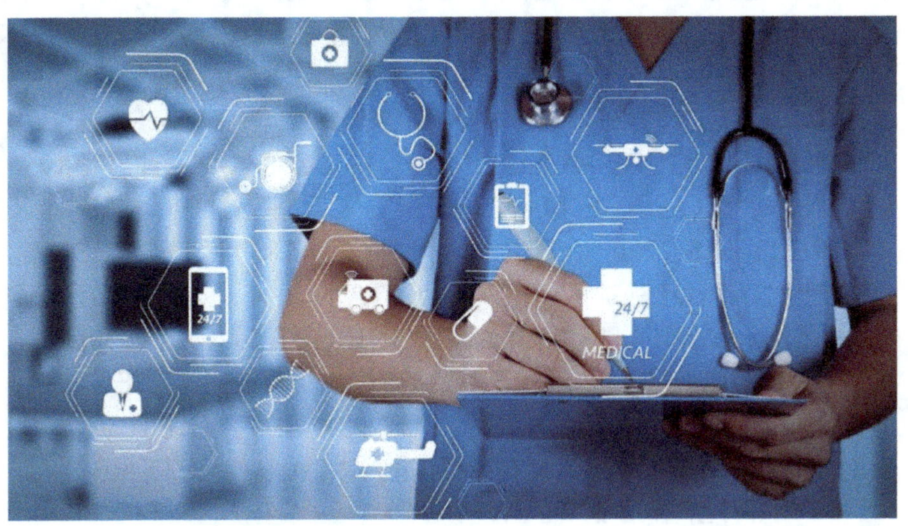

VENTAJAS Y DESVENTAJAS

VENTAJAS

MEJORA LA CALIDAD DE VIDA

PUEDE MEJORAR LA NUTRICION

PREVIENE DE MEJOR FORMA LAS ENFERMEDADES

DESVENTAJAS

NO SE SABE COMO PUEDE REACCIONAR EL CUERPO DE CIERTAS PERSONAS CON CIERTOS MEDICAMENTOS

NO SIEMPRE SON MUY EFECTIVOS

7.- CARDIOPATÍA, FACTORES DE RIESGO

DESCUBRE LAS COMPLICACIONES QUE PUEDE PROVOCAR LA PRESIÓN ARTERIAL ALTA, LA PRESIÓN ARTERIAL ALTA (HIPERTENSIÓN) PUEDE RESULTAR EN ALGO MÁS QUE UNA FORMA DE DAÑAR DE MANERA DISCRETA EL ORGANISMO DURANTE AÑOS ANTES DE QUE SE MANIFIESTEN LOS SÍNTOMAS, LA HIPERTENSIÓN ARTERIAL NO CONTROLADA PUEDE GENERAR DISCAPACIDAD, UNA MALA CALIDAD DE VIDA O INCLUSO UN ATAQUE CARDÍACO O UN ACCIDENTE CEREBROVASCULAR LETAL, EL TRATAMIENTO Y CAMBIOS EN EL ESTILO DE VIDA PUEDEN AYUDAR A CONTROLAR LA HIPERTENSIÓN ARTERIAL PARA REDUCIR EL RIESGO DE COMPLICACIONES QUE PONEN EN PELIGRO LA VIDA.

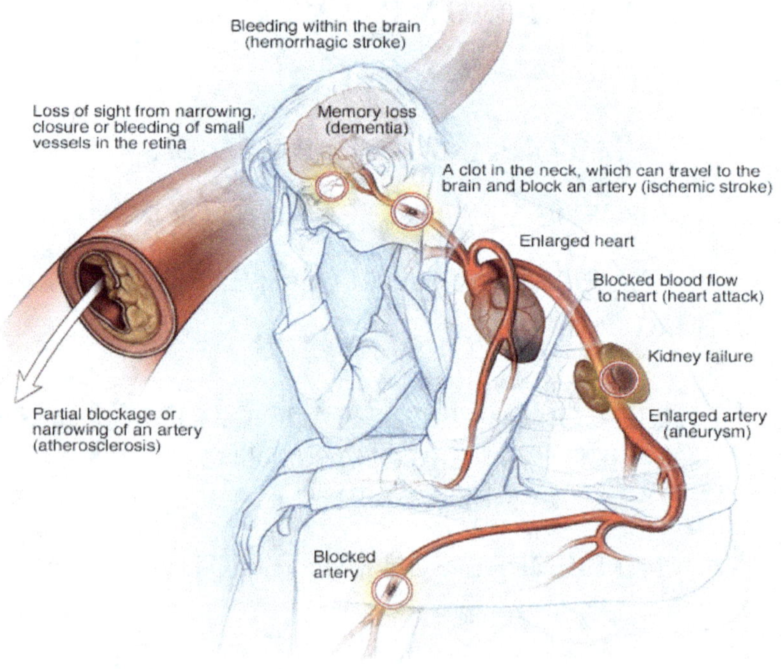

DAÑO A LAS ARTERIAS

LAS ARTERIAS SANAS SON FLEXIBLES, FUERTES Y ELÁSTICAS, SU REVESTIMIENTO INTERIOR ES LISO PARA QUE LA SANGRE FLUYA LIBREMENTE, Y SUMINISTRE NUTRIENTES Y OXÍGENO A LOS ÓRGANOS Y TEJIDOS VITALES.

LA PRESIÓN ARTERIAL ALTA (HIPERTENSIÓN) AUMENTA PROGRESIVAMENTE LA PRESIÓN DE LA SANGRE QUE FLUYE POR LAS ARTERIAS, LA HIPERTENSIÓN PUEDE CAUSAR LO SIGUIENTE:

DAÑO Y ESTRECHAMIENTO DE LAS ARTERIAS, LA HIPERTENSIÓN ARTERIAL PUEDE DAÑAR LAS CÉLULAS DEL REVESTIMIENTO INTERNO DE LAS ARTERIAS, CUANDO LAS GRASAS DE LOS ALIMENTOS ENTRAN EN EL TORRENTE SANGUÍNEO, PUEDEN ACUMULARSE EN LAS ARTERIAS DAÑADAS, CON EL TIEMPO, LAS PAREDES SE VUELVEN MENOS ELÁSTICAS, LO CUAL LIMITA EL FLUJO SANGUÍNEO QUE CIRCULA POR TODO EL ORGANISMO.

ANEURISMA, A LO LARGO DEL TIEMPO, A CAUSA DE LA PRESIÓN CONSTANTE DE LA SANGRE QUE PASA POR UNA ARTERIA DEBILITADA, SE PUEDE AGRANDAR UNA SECCIÓN DE LA PARED Y FORMAR UNA PROTUBERANCIA (ANEURISMA), UN ANEURISMA PUEDE ROMPERSE Y CAUSAR UNA HEMORRAGIA INTERNA QUE PONE EN RIESGO LA VIDA, LOS ANEURISMAS PUEDEN FORMARSE EN CUALQUIER ARTERIA, PERO SON MÁS FRECUENTES EN LA ARTERIA MÁS GRANDE DEL CUERPO (AORTA).

DAÑO AL CORAZÓN, LA PRESIÓN ARTERIAL ALTA PUEDE PROVOCAR MUCHOS PROBLEMAS CARDÍACOS, ENTRE LOS QUE SE INCLUYEN LOS SIGUIENTES:

ENFERMEDAD DE LAS ARTERIAS CORONARIAS, LAS ARTERIAS ESTRECHAS Y DAÑADAS POR LA PRESIÓN ARTERIAL ALTA TIENEN PROBLEMAS PARA SUMINISTRAR SANGRE AL CORAZÓN, UN FLUJO SANGUÍNEO INSUFICIENTE AL CORAZÓN PUEDE PROVOCAR DOLOR EN EL PECHO (ANGINA), RITMO CARDÍACOS IRREGULARES (ARRITMIAS) O UN ATAQUE CARDÍACO.

AGRANDAMIENTO DEL VENTRÍCULO IZQUIERDO, LA PRESIÓN ARTERIAL ALTA OBLIGA AL CORAZÓN A TRABAJAR MÁS DURO PARA BOMBEAR SANGRE AL RESTO DEL CUERPO, ESTO HACE QUE LA CAVIDAD INFERIOR IZQUIERDA DEL CORAZÓN (VENTRÍCULO IZQUIERDO) SE ENGROSE, UN VENTRÍCULO IZQUIERDO ENGROSADO AUMENTA EL RIESGO DE ATAQUE CARDÍACO, INSUFICIENCIA CARDÍACA Y MUERTE CARDÍACA SÚBITA.

INSUFICIENCIA CARDÍACA, CON EL TIEMPO, LA DISTENSIÓN EN EL CORAZÓN QUE CAUSA LA PRESIÓN ARTERIAL ALTA PUEDE HACER QUE EL MÚSCULO CARDÍACO SE DEBILITE Y TRABAJE DE MANERA MENOS EFICIENTE, CON EL TIEMPO, EL CORAZÓN ABRUMADO COMIENZA A FALLAR.

DAÑO AL CEREBRO, PARA FUNCIONAR CORRECTAMENTE EL CEREBRO DEPENDE DE UN

SUMINISTRO DE SANGRE NUTRITIVA, LA HIPERTENSIÓN ARTERIAL PUEDE AFECTAR AL CEREBRO DE LAS SIGUIENTES MANERAS:

ACCIDENTE ISQUÉMICO TRANSITORIO, A VECES LLAMADO "MINIACCIDENTE CEREBROVASCULAR", UN ACCIDENTE ISQUÉMICO TRANSITORIO ES UNA INTERRUPCIÓN BREVE Y TEMPORAL DEL SUMINISTRO DE SANGRE AL CEREBRO, LAS ARTERIAS ENDURECIDAS O LOS COÁGULOS SANGUÍNEOS CAUSADOS POR LA HIPERTENSIÓN ARTERIAL PUEDEN CAUSAR UN ACCIDENTE ISQUÉMICO TRANSITORIO, EL ACCIDENTE ISQUÉMICO TRANSITORIO ES, POR LO GENERAL, UNA ADVERTENCIA DE QUE ESTÁS EN RIESGO DE SUFRIR UN ACCIDENTE CEREBROVASCULAR.

ACCIDENTE CEREBROVASCULAR, OCURRE CUANDO UNA PARTE DEL CEREBRO NO RECIBE OXÍGENO Y NUTRIENTES SUFICIENTES, LO QUE CAUSA LA MUERTE DE LAS NEURONAS CEREBRALES, LOS VASOS SANGUÍNEOS DAÑADOS POR LA HIPERTENSIÓN ARTERIAL PUEDEN ESTRECHARSE, ROMPERSE O TENER FUGAS, LA HIPERTENSIÓN ARTERIAL TAMBIÉN PUEDE HACER QUE SE FORMEN COÁGULOS SANGUÍNEOS EN LAS ARTERIAS QUE VAN AL CEREBRO, LO QUE BLOQUEA EL FLUJO SANGUÍNEO Y POSIBLEMENTE CAUSE UN ACCIDENTE CEREBROVASCULAR.

DEMENCIA, EL ESTRECHAMIENTO O BLOQUEO DE LAS ARTERIAS PUEDE LIMITAR EL FLUJO SANGUÍNEO

AL CEREBRO, Y GENERAR UN CIERTO TIPO DE
DEMENCIA (DEMENCIA VASCULAR), UN ACCIDENTE
CEREBROVASCULAR QUE INTERRUMPE EL FLUJO
SANGUÍNEO AL CEREBRO TAMBIÉN PUEDE CAUSAR
DEMENCIA VASCULAR.

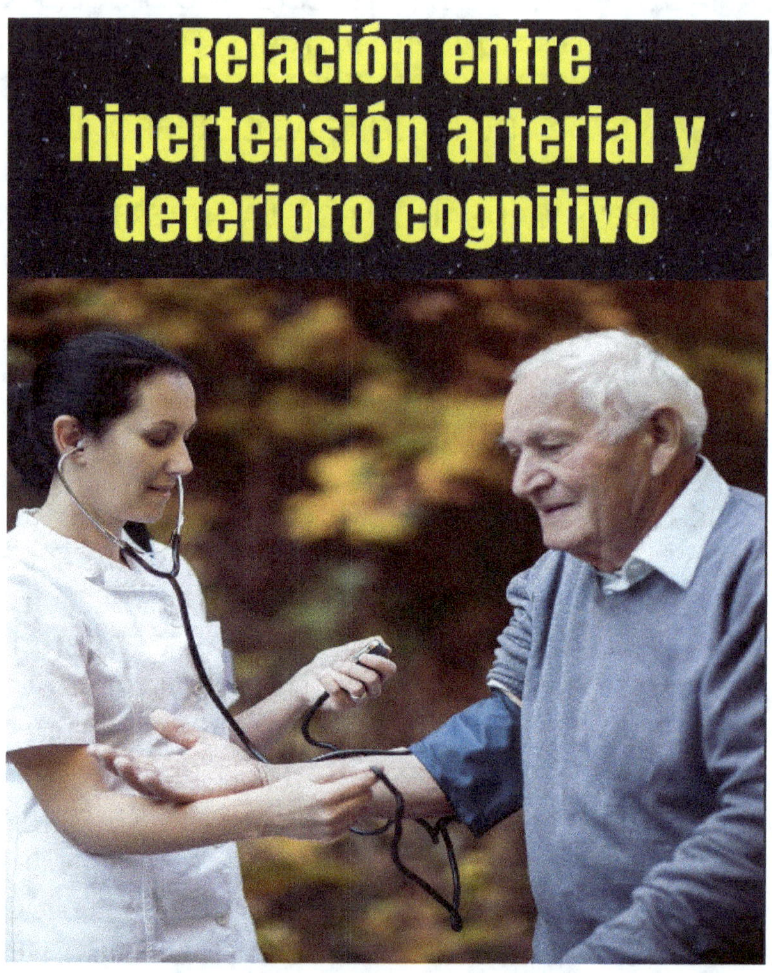

DETERIORO COGNITIVO LEVE, ESTA AFECCIÓN ES
UNA ETAPA DE TRANSICIÓN, UNA FASE INTERMEDIA
ENTRE LOS CAMBIOS EN LA COMPRENSIÓN Y LA
MEMORIA QUE GENERALMENTE SE PRODUCEN CON

EL ENVEJECIMIENTO Y LOS PROBLEMAS MÁS
GRAVES CAUSADOS POR LA DEMENCIA, EL
DETERIORO COGNITIVO LEVE ES ENTRE EL
DETERIORO PREVISTO DE LA MEMORIA QUE SE CREE
QUE SUCEDE CON LA EDAD, Y EL DETERIORO MÁS
GRAVE DE LA DEMENCIA, LOS ESTUDIOS SUGIEREN
QUE LA HIPERTENSIÓN ARTERIAL PUEDE CAUSAR UN
DETERIORO COGNITIVO LEVE, PUEDE INCLUIR
PROBLEMAS DE MEMORIA, DE LENGUAJE O DE
CAPACIDAD DE JUICIO, ES POSIBLE QUE LAS
PERSONAS CON DETERIORO COGNITIVO LEVE SEAN
CONSCIENTES DE QUE HAN PERDIDO PARTE DE SU
CAPACIDAD DE MEMORIA O MENTAL, QUIZÁS LOS
FAMILIARES Y AMIGOS TAMBIÉN NOTEN ESTOS
CAMBIOS, SIN EMBARGO, ESTOS CAMBIOS NO SON
TAN MALOS COMO PARA QUE AFECTEN LA VIDA
DIARIA NI LAS ACTIVIDADES HABITUALES,
EL DETERIORO COGNITIVO LEVE PUEDE AUMENTAR
EL RIESGO DE DEMENCIA POR LA ENFERMEDAD DE
ALZHEIMER U OTRO TRASTORNO CEREBRAL, PERO
ES POSIBLE QUE ALGUNAS PERSONAS CON
DETERIORO COGNITIVO LEVE NUNCA EMPEOREN Y
ALGUNAS MEJORAN CON EL TIEMPO.

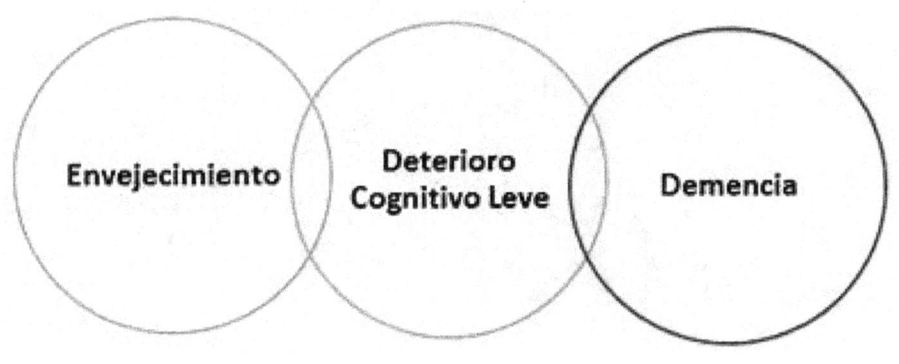

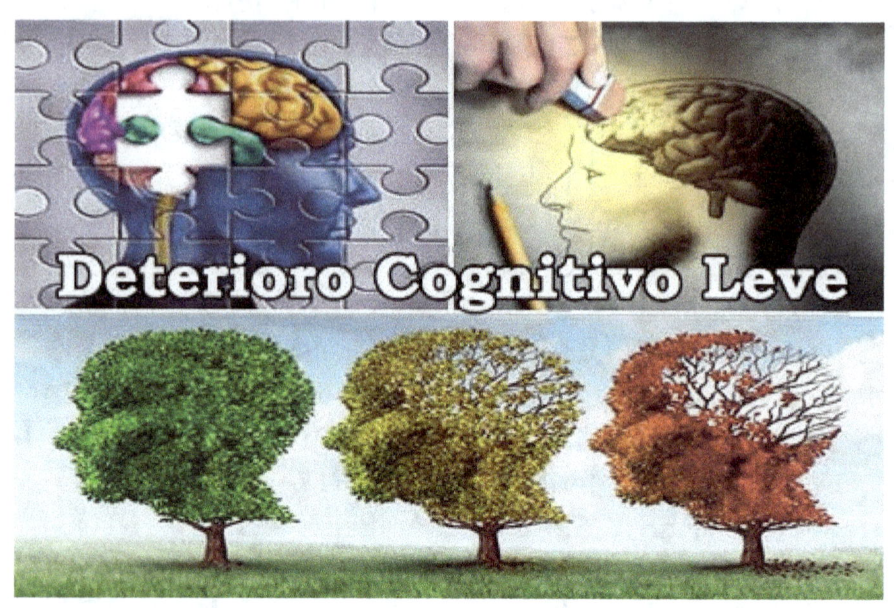

Deterioro Cognitivo Leve

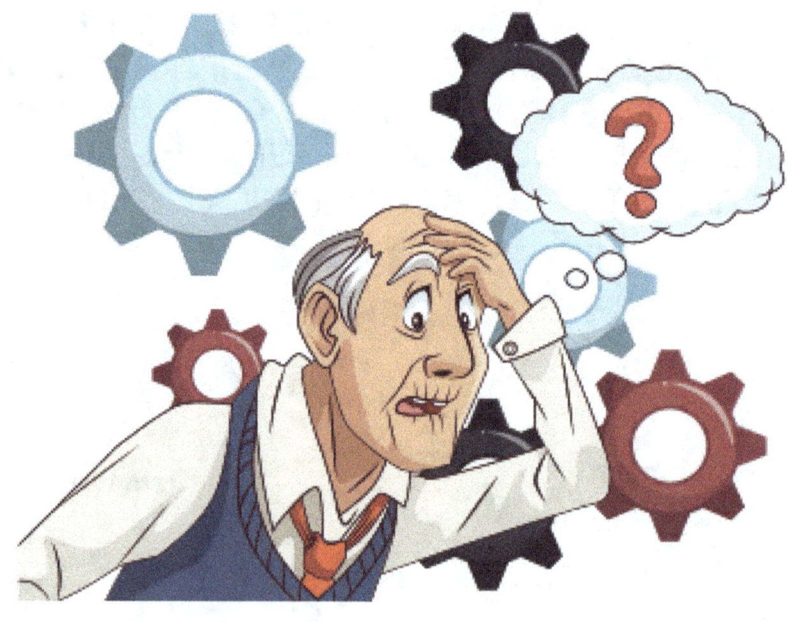

DAÑO A LOS RIÑONES, LOS RIÑONES FILTRAN EL EXCESO DE LÍQUIDO Y DESECHOS DE LA SANGRE, PARA ESTE PROCESO, ES NECESARIO QUE LOS VASOS SANGUÍNEOS ESTÉN SANOS, LA PRESIÓN ARTERIAL ALTA PUEDE DAÑAR LOS VASOS SANGUÍNEOS QUE SE ENCUENTRAN EN LOS RIÑONES Y QUE CONDUCEN A ELLOS, TENER DIABETES ADEMÁS DE PRESIÓN ARTERIAL ALTA PUEDE EMPEORAR EL DAÑO, ENTRE LOS PROBLEMAS RENALES QUE CAUSA LA PRESIÓN ARTERIAL ALTA, SE INCLUYEN LOS SIGUIENTES:

CICATRICES EN EL RIÑÓN
(GLOMERULO-ESCLEROSIS)

ESTE TIPO DE DAÑO RENAL OCURRE CUANDO APARECEN CICATRICES EN LOS PEQUEÑOS VASOS SANGUÍNEOS DEL RIÑÓN Y ESTOS SON INCAPACES DE FILTRAR EFICAZMENTE LOS LÍQUIDOS Y LOS DESECHOS DE LA SANGRE, LA GLOMERULOESCLEROSIS PUEDE PROVOCAR INSUFICIENCIA RENAL.

INSUFICIENCIA RENAL, LA PRESIÓN ARTERIAL ALTA ES UNA DE LAS CAUSAS MÁS COMUNES DE LA INSUFICIENCIA RENAL, LOS VASOS SANGUÍNEOS DAÑADOS IMPIDEN QUE LOS RIÑONES FILTREN LOS DESECHOS DE LA SANGRE DE MANERA EFICAZ, LO CUAL PERMITE QUE SE ACUMULEN NIVELES PELIGROSOS DE LÍQUIDOS Y DESECHOS, ES POSIBLE QUE EL TRATAMIENTO INCLUYA DIÁLISIS O UN TRASPLANTE DE RIÑÓN.

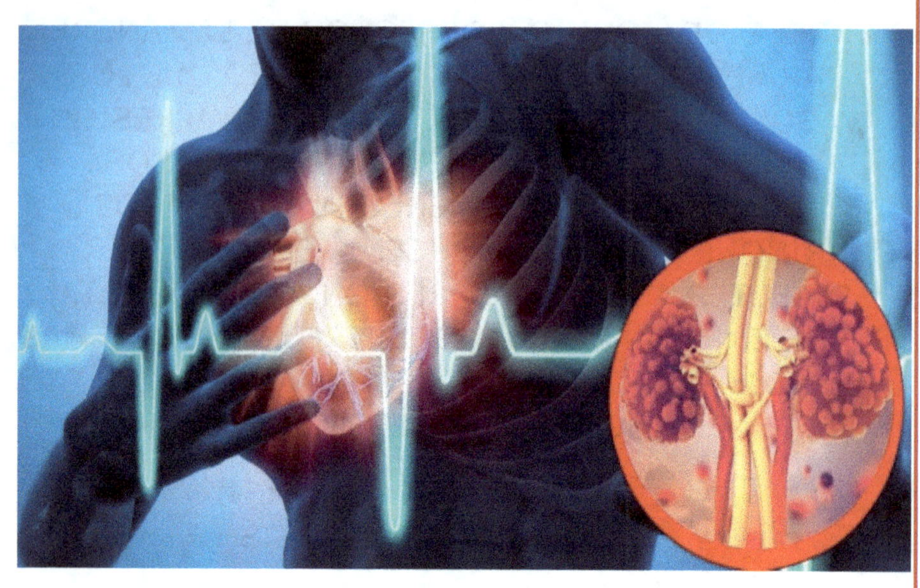

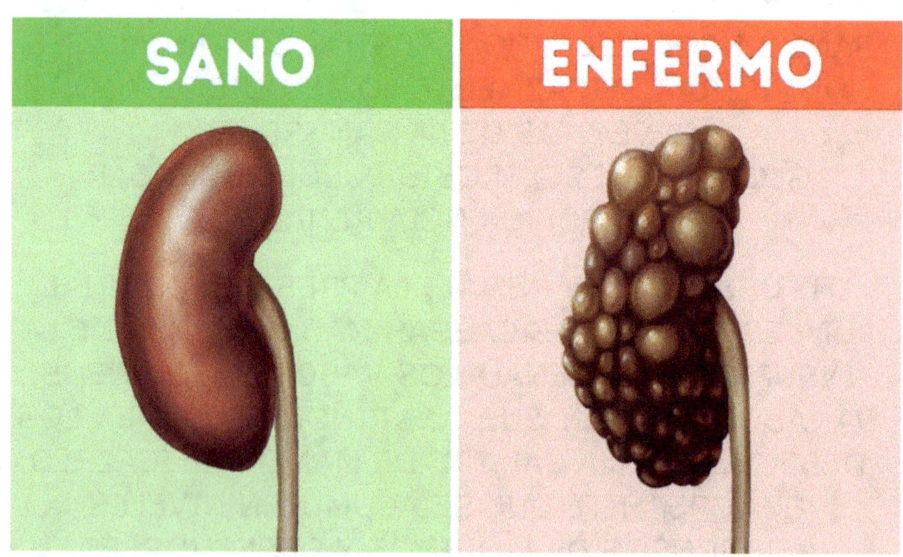
SANO
ENFERMO

DAÑO A LOS OJOS

LA PRESIÓN ARTERIAL ALTA PUEDE DAÑAR LOS VASOS SANGUÍNEOS DIMINUTOS Y DELICADOS QUE SUMINISTRAN SANGRE A LOS OJOS, LO QUE PROVOCA LO SIGUIENTE:

DAÑO EN LOS VASOS SANGUÍNEOS DE LA RETINA (RETINOPATÍA), EL DAÑO A LOS VASOS SANGUÍNEOS DEL TEJIDO SENSIBLE A LA LUZ EN LA PARTE POSTERIOR DEL OJO (RETINA) PUEDE OCASIONAR SANGRADO EN EL OJO, VISIÓN BORROSA Y PÉRDIDA COMPLETA DE LA VISIÓN, TENER DIABETES ADEMÁS DE PRESIÓN ARTERIAL ALTA AUMENTA EL RIESGO DE RETINOPATÍA.

ACUMULACIÓN DE LÍQUIDO DEBAJO DE LA RETINA (COROIDOPATÍA), PUEDE PROVOCAR VISIÓN DISTORSIONADA O, A VECES, UN PROCESO DE CICATRIZACIÓN QUE PERJUDICA LA VISIÓN.

DAÑO A LOS NERVIOS (NEUROPATÍA ÓPTICA), LA OBSTRUCCIÓN DEL FLUJO SANGUÍNEO PUEDE DAÑAR EL NERVIO ÓPTICO, PROVOCA SANGRADO DENTRO DEL OJO O PÉRDIDA DE LA VISIÓN.

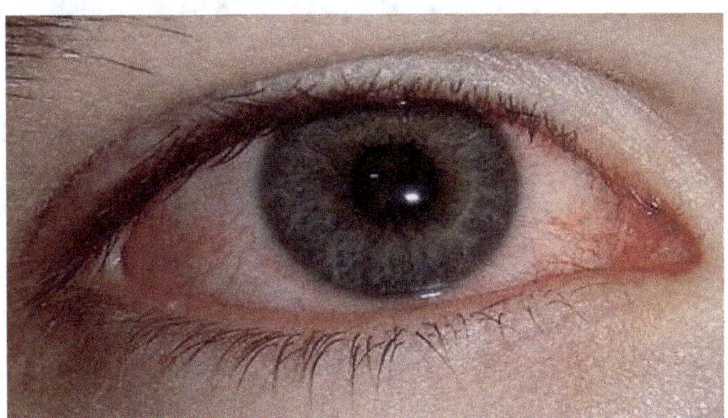

HIPERTENSIÓN

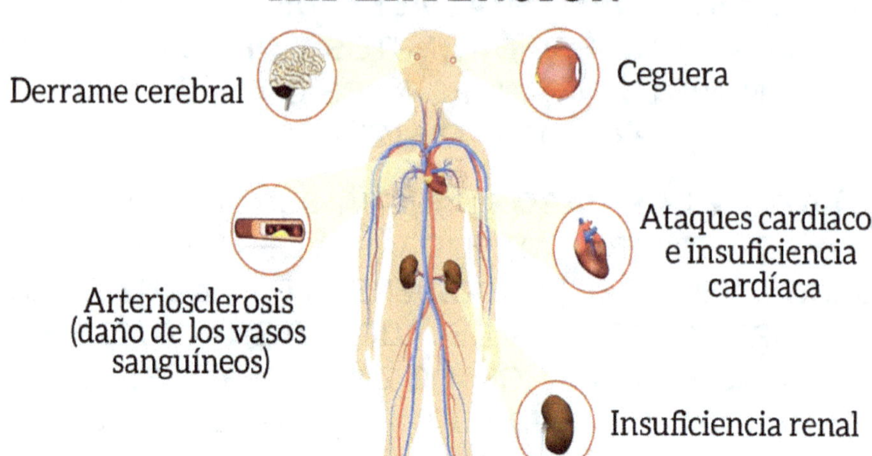

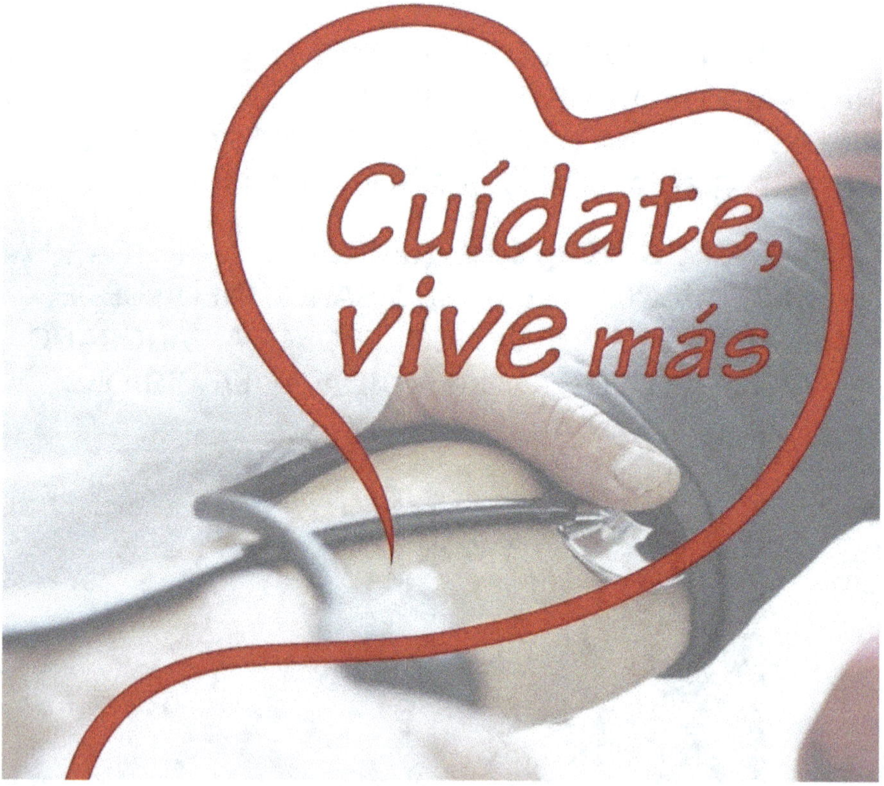

8.- DISFUNCIÓN SEXUAL

LA INCAPACIDAD DE TENER Y MANTENER UNA ERECCIÓN (DISFUNCIÓN ERÉCTIL) SE HACE MÁS HABITUAL EN LOS HOMBRES CUANDO LLEGAN A LOS 50 AÑOS, PERO LOS HOMBRES CON HIPERTENSIÓN ARTERIAL SON AÚN MÁS PROPENSOS A PRESENTAR DISFUNCIÓN ERÉCTIL, ESTO SE DEBE A QUE EL FLUJO SANGUÍNEO LIMITADO PRODUCIDO POR LA HIPERTENSIÓN ARTERIAL PUEDE IMPEDIR QUE LA SANGRE FLUYA HACIA EL PENE.

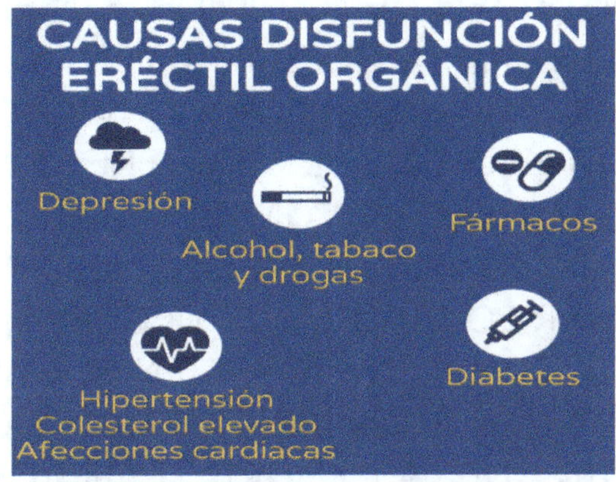

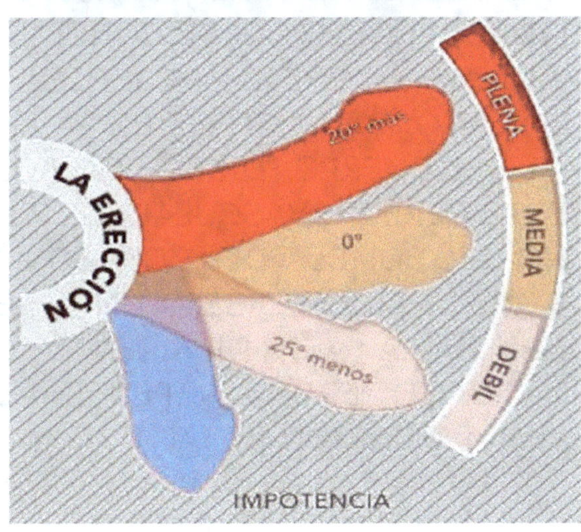

LAS MUJERES TAMBIÉN PUEDEN TENER DISFUNCIÓN SEXUAL COMO CONSECUENCIA DE LA HIPERTENSIÓN ARTERIAL, LA REDUCCIÓN DEL FLUJO SANGUÍNEO A LA VAGINA PUEDE GENERAR UNA DISMINUCIÓN DEL DESEO O LA EXCITACIÓN SEXUAL, SEQUEDAD VAGINAL O DIFICULTAD PARA TENER UN ORGASMO.

EMERGENCIAS DE LA HIPERTENSIÓN, LA HIPERTENSIÓN ARTERIAL ES GENERALMENTE UNA AFECCIÓN CRÓNICA QUE CAUSA DAÑO PROGRESIVO EN EL TRANSCURSO DE LOS AÑOS, SIN EMBARGO, A VECES, LA PRESIÓN ARTERIAL AUMENTA DE MANERA TAN RÁPIDA Y GRAVE QUE SE CONVIERTE EN UNA EMERGENCIA MÉDICA QUE REQUIERE TRATAMIENTO INMEDIATO, A MENUDO CON HOSPITALIZACIÓN, EN ESTAS SITUACIONES, LA HIPERTENSIÓN ARTERIAL PUEDE CAUSAR LO SIGUIENTE: CEGUERA, DOLOR EN EL PECHO, COMPLICACIONES EN EL EMBARAZO (PREECLAMPSIA O ECLAMPSIA), ATAQUE CARDÍACO, PÉRDIDA DE LA MEMORIA, CAMBIOS DE PERSONALIDAD, PROBLEMAS DE CONCENTRACIÓN, IRRITABILIDAD O PÉRDIDA PROGRESIVA DEL CONOCIMIENTO, DAÑO GRAVE EN LA ARTERIA PRINCIPAL DEL CUERPO (DISECCIÓN AÓRTICA), ACCIDENTE CEREBROVASCULAR, DETERIORO REPENTINO DEL BOMBEO DEL CORAZÓN, LO QUE LLEVA A QUE EL LÍQUIDO SE ACUMULE EN LOS PULMONES Y A LA FALTA DE ALIENTO (EDEMA PULMONAR) Y/O PÉRDIDA REPENTINA DE LA FUNCIÓN RENAL.

9.- FORMAS DE CONTROLAR LA PRESION ALTA

ADOPTAR ALGUNOS DE ESTOS CAMBIOS EN TU ESTILO DE VIDA PUEDEN DISMINUIR LA PRESIÓN ARTERIAL Y REDUCIR ALTOS RIESGOS DE ENFERMEDADES CARDÍACAS.

SI TIENES PRESIÓN ARTERIAL ALTA, ES POSIBLE QUE TE PREGUNTES SI ES NECESARIO TOMAR MEDICAMENTOS PARA BAJARLA, SIN EMBARGO, EL ESTILO DE VIDA CUMPLE UNA FUNCIÓN VITAL EN EL TRATAMIENTO DE LA PRESIÓN ARTERIAL ALTA, CONTROLAR LA PRESIÓN ARTERIAL CON UN ESTILO DE VIDA SALUDABLE PODRÍA EVITAR, RETRASAR O REDUCIR NECESIDAD DE TOMAR MEDICAMENTOS, ALGUNOS CAMBIOS EN EL ESTILO DE VIDA PARA DISMINUIR LA PRESIÓN ARTERIAL Y MANTENERLA BAJA, PODRIAN SER ENTRE OTROS:

*** LLEVA UNA DIETA SALUDABLE,** UNA ALIMENTACIÓN QUE CONTENGA GRAN CANTIDAD DE GRANOS INTEGRALES, FRUTAS, VERDURAS Y PRODUCTOS LÁCTEOS CON BAJO CONTENIDO DE GRASA, Y NIVELES BAJOS DE GRASAS SATURADAS Y COLESTEROL PUEDE DISMINUIR LA PRESIÓN ARTERIAL ALTA HASTA EN 11 MM HG, ENTRE LOS PLANES DE ALIMENTACIÓN QUE AYUDAN A CONTROLAR LA PRESIÓN ARTERIAL SE ENCUENTRAN LA DIETA DASH Y LA DIETA MEDITERRÁNEA, EL POTASIO EN LA ALIMENTACIÓN PUEDE REDUCIR LOS EFECTOS DE LA SAL (SODIO) EN LA PRESIÓN ARTERIAL, LAS MEJORES FUENTES DE POTASIO SON LOS ALIMENTOS, COMO LAS FRUTAS Y LAS

VERDURAS, EN LUGAR DE LOS SUPLEMENTOS, TRATA DE CONSUMIR ENTRE 3500 Y 5000 MG AL DÍA, LO QUE PUEDE REDUCIR LA PRESIÓN ARTERIAL ENTRE 4 MM HG Y 5 MM HG, PREGÚNTALE AL PROVEEDOR DE ATENCIÓN MÉDICA CUÁNTO POTASIO DEBES CONSUMIR.

***REDUCE LA SAL** (SODIO) EN TU ALIMENTACIÓN, INCLUSO UNA PEQUEÑA REDUCCIÓN DEL SODIO EN LA ALIMENTACIÓN PUEDE MEJORAR LA SALUD CARDÍACA Y REDUCIR LA PRESIÓN ARTERIAL ALTA APROXIMADAMENTE ENTRE 5 MM HG Y 6 MM HG, EL EFECTO DEL CONSUMO DE SODIO EN LA PRESIÓN ARTERIAL VARÍA ENTRE UN GRUPO DE PERSONAS Y OTRO, EN GENERAL, LIMITA EL SODIO A 2300 MILIGRAMOS (MG) POR DÍA O MENOS, PERO UN CONSUMO MÁS BAJO DE SODIO (1500 MG POR DÍA, O MENOS) ES IDEAL PARA LA MAYORÍA DE LOS ADULTOS, ALGUNAS RECOMENDACIONES PARA REDUCIR EL SODIO EN LA ALIMENTACIÓN:
LEE LAS ETIQUETAS DE LOS ALIMENTOS, BUSCA ALIMENTOS Y BEBIDAS QUE TENGAN BAJO CONTENIDO DE SODIO.

***LIMITA EL CONSUMO DE ALCOHOL**, LIMITAR EL CONSUMO DE ALCOHOL A MENOS DE UNA COPA POR DÍA PARA LAS MUJERES O DOS COPAS POR DÍA PARA LOS HOMBRES PUEDE AYUDAR A REDUCIR LA PRESIÓN ARTERIAL EN APROXIMADAMENTE 4 MM HG, UNA COPA EQUIVALE A 12 ONZAS (355 ML) DE CERVEZA, 5 ONZAS (148 ML) DE VINO O 1,5 ONZAS (44 ML) DE LICOR CON GRADUACIÓN ALCOHÓLICA DEL 40%, BEBER DEMASIADO

ALCOHOL AUMENTARIA VARIOS PUNTOS LA PRESIÓN ARTERIAL, TAMBIÉN PUEDE REDUCIR LA EFICACIA DE MEDICAMENTOS PARA LA PRESIÓN ARTERIAL.

* **REDUCIR** EL EXCESO DE PESO Y CUIDAR LA CINTURA, LA PRESIÓN ARTERIAL A MENUDO AUMENTA CUANDO SE AUMENTA DE PESO, TENER SOBREPESO TAMBIÉN PUEDE PROVOCAR UNA ALTERACIÓN RESPIRATORIA AL DORMIR (APNEA DEL SUEÑO), QUE INCREMENTA INCLUSO MÁS LA PRESIÓN ARTERIAL, BAJAR DE PESO ES UNO DE LOS CAMBIOS EN EL ESTILO DE VIDA MÁS EFICACES PARA CONTROLAR LA PRESIÓN ARTERIAL, SI ERES UNA PERSONA CON SOBREPESO U OBESIDAD, BAJAR INCLUSO PEQUEÑA CANTIDAD DE PESO PUEDE AYUDAR A REDUCIR LA PRESIÓN ARTERIAL, EN GENERAL, LA PRESIÓN ARTERIAL PODRÍA BAJAR APROXIMADAMENTE 1 MILÍMETRO DE MERCURIO (MM HG) CON CADA KILOGRAMO (APROXIMADAMENTE 2,2 LIBRAS) DE PESO QUE SE PIERDE, EL TAMAÑO DE LA CINTURA TAMBIÉN ES IMPORTANTE, TENER MUCHO PESO ALREDEDOR DE LA CINTURA PUEDE AUMENTAR EL RIESGO DE PADECER PRESIÓN ARTERIAL ALTA, EN GENERAL LOS HOMBRES CORREN RIESGO SI LA MEDIDA DE LA CINTURA ES SUPERIOR A 40 PULGADAS (102 CENTÍMETROS), LAS MUJERES CORREN RIESGO SI LA MEDIDA DE LA CINTURA ES SUPERIOR A 35 PULGADAS (89 CENTÍMETROS), ESTAS CIFRAS VARÍAN SEGÚN LOS GRUPOS ÉTNICOS, PREGÚNTALE A TU PROVEEDOR DE ATENCIÓN MÉDICA CUÁL SERÍA UNA MEDIDA SALUDABLE DE CINTURA EN TU CASO.

* **HAZ EJERCICIO** REGULARMENTE, LA ACTIVIDAD FÍSICA REGULAR PUEDE REDUCIR LA PRESIÓN ARTERIAL ALTA EN APROXIMADAMENTE 5 MM HG A 8 MM HG, ES IMPORTANTE SEGUIR HACIENDO EJERCICIO PARA EVITAR QUE LA PRESIÓN ARTERIAL VUELVA A SUBIR, COMO META GENERAL PROCURA HACER AL MENOS 30 MINUTOS DE ACTIVIDAD FÍSICA MODERADA TODOS LOS DÍAS, EL EJERCICIO TAMBIÉN PUEDE EVITAR QUE LA PRESIÓN ARTERIAL ELEVADA SE CONVIERTA EN PRESIÓN ARTERIAL ALTA (HIPERTENSIÓN), EN LAS PERSONAS QUE TIENEN HIPERTENSIÓN, LA ACTIVIDAD FÍSICA REGULAR PUEDE REDUCIR LA PRESIÓN ARTERIAL A NIVELES MÁS SEGUROS, ENTRE LOS EJERCICIOS AERÓBICOS QUE PUEDEN REDUCIR LA PRESIÓN ARTERIAL SE INCLUYEN: CAMINAR, TROTAR, ANDAR EN BICICLETA, NADAR O BAILAR, OTRA OPCIÓN ES EL ENTRENAMIENTO POR INTERVALOS DE ALTA INTENSIDAD, EN ESTE TIPO DE ENTRENAMIENTO SE ALTERNAN PERÍODOS BREVES DE ACTIVIDAD INTENSA CON PERÍODOS DE ACTIVIDAD MÁS LIGERA, EL FORTALECIMIENTO MUSCULAR TAMBIÉN PUEDE AYUDAR A REDUCIR LA PRESIÓN ARTERIAL, INCLUIR EJERCICIOS DE FORTALECIMIENTO MUSCULAR AL MENOS DOS DÍAS A LA SEMANA, HABLA CON TU SERVIDOR DE ATENCIÓN MÉDICA PARA CREAR UN PROGRAMA DE EJERCICIOS ADECUADOS A TUS CONDICIONES DE SALUD.

***CONSUME MENOR CANTIDAD** DE ALIMENTOS PROCESADOS, SOLO UNA PEQUEÑA CANTIDAD DE SODIO SE ENCUENTRA PRESENTE DE MANERA

NATURAL EN LOS ALIMENTOS, LA MAYORÍA DEL SODIO SE AGREGA DURANTE EL PROCESAMIENTO, NO AGREGUES SAL, USA HIERBAS O ESPECIAS PARA DAR MÁS SABOR A LOS ALIMENTOS, COCINA, AL COCINAR PUEDES CONTROLAR LA CANTIDAD DE SODIO EN LAS COMIDAS.

***DEJAR DE FUMAR,** FUMAR AUMENTA LA PRESIÓN ARTERIAL, DEJAR DE FUMAR AYUDA A BAJAR LA PRESIÓN ARTERIAL Y TAMBIÉN PUEDE DISMINUIR EL RIESGO DE ENFERMEDAD CARDÍACA Y MEJORAR LA SALUD GENERAL, LO CUAL POSIBLEMENTE PROLONGUE LA VIDA.

***DESCANSA BIEN DURANTE LA NOCHE,** UN SUEÑO DE MALA CALIDAD (DORMIR MENOS DE SEIS HORAS POR NOCHE DURANTE VARIAS SEMANAS) PUEDE CONTRIBUIR A LA HIPERTENSIÓN, LOS PROBLEMAS COMO APNEA DEL SUEÑO, SÍNDROME DE PIERNAS INQUIETAS, E INSOMNIO PUEDEN INTERRUMPIR EL SUEÑO, INFORMA AL PROVEEDOR DE ATENCIÓN MÉDICA SI SUELES TENER PROBLEMAS PARA DORMIR, ENCONTRAR Y TRATAR LA CAUSA PUEDE AYUDARTE A MEJORAR EL SUEÑO, PERO SI NO TIENES APNEA DEL SUEÑO NI SÍNDROME DE PIERNAS INQUIETAS, SIGUE ESTOS CONSEJOS SENCILLOS PARA TENER UN SUEÑO MÁS REPARADOR, CUMPLE CON UN HORARIO DE SUEÑO, ACUÉSTATE Y LEVÁNTATE A LA MISMA HORA TODOS LOS DÍAS, TRATA DE MANTENER EL MISMO HORARIO DE SUEÑO LOS DÍAS DE SEMANA Y LOS FINES DE SEMANA, CREA UN ESPACIO DE

DESCANSO, ESTO SIGNIFICA MANTENER FRESCO, OSCURO Y EN SILENCIO EL LUGAR DONDE DUERMES, HAZ ALGO RELAJANTE UNA HORA ANTES DE DORMIR, PODRÍAS TOMAR UN BAÑO TIBIO O HACER EJERCICIOS DE RELAJACIÓN, EVITA LAS LUCES BRILLANTES, COMO LAS DEL TELEVISOR O LA PANTALLA DE LA COMPUTADORA, PRESTA ATENCIÓN A LO QUE COMES Y BEBES, NO VAYAS A LA CAMA CON HAMBRE NI DEMASIADO LLENO, EVITA COMIDAS ABUNDANTES CERCA DE LA HORA DE ACOSTARTE Y TAMBIÉN LIMITA O EVITA LA NICOTINA, CAFEÍNA Y ALCOHOL, LIMITA LAS SIESTAS, A QUIENE LE HACE BIEN DORMIR UNA SIESTA DURANTE EL DÍA, LIMITAR LA SIESTA A 30MIN PUEDE AYUDARLES A DORMIR DE NOCHE.

***REDUCE EL ESTRÉS,** EL ESTRÉS EMOCIONAL A LARGO PLAZO (CRÓNICO) PUEDE CONTRIBUIR A UNA PRESIÓN ARTERIAL ALTA, ES NECESARIO MAS INVESTIGACIONES SOBRE LOS EFECTOS DE LAS TÉCNICAS DE REDUCCIÓN DEL ESTRÉS PARA SABER SI PUEDEN DISMINUIR LA PRESIÓN ARTERIAL, AUN ASÍ, NO SE PIERDE NADA CON ESTABLECER LA CAUSA DEL ESTRÉS, COMO EL TRABAJO, LA FAMILIA, LAS FINANZAS O UNA ENFERMEDAD, Y BUSCAR LA MANERA DE REDUCIRLO, EVITA EXIGIRTE DEMASIADO, PLANIFICA EL DÍA, ENFÓCATE EN TUS PRIORIDADES, APRENDE A DECIR QUE NO A LO QUE SABES TE PERJUDICA, PREVÉ EL TIEMPO SUFICIENTE PARA HACER LO QUE TENGAS QUE HACER.

***ENFÓCATE EN LOS PROBLEMAS** QUE PUEDES CONTROLAR Y HAZ PLANES PARA RESOLVERLOS, SI

TIENES UN PROBLEMA EN EL TRABAJO, HABLA CON EL SUPERVISOR, SI TIENES UN CONFLICTO CON LOS NIÑOS O TU CÓNYUGE, BUSCA LA MANERA DE RESOLVERLO, EVITA LOS FACTORES DESENCADENANTES DEL ESTRÉS, POR EJEMPLO, SI EL TRÁFICO EN LAS HORAS PICO TE PROVOCA ESTRÉS, VIAJA EN OTRO HORARIO O USA EL TRANSPORTE PÚBLICO, EVITA A LAS PERSONAS QUE TE PROVOCAN ESTRÉS, SI ES POSIBLE, TÓMATE UN TIEMPO PARA RELAJARTE, TÓMATE UN TIEMPO TODOS LOS DÍAS PARA SENTARTE CON TRANQUILIDAD Y RESPIRAR HONDO, DEDICA TIEMPO PARA ACTIVIDADES O PASATIEMPOS DIVERTIDOS, COMO SALIR A CAMINAR, COCINAR O HACER ACTIVIDADES VOLUNTARIAMENTE, PRACTICA LA GRATITUD, EXPRESAR GRATITUD A OTRAS PERSONAS PUEDE AYUDAR A REDUCIR EL ESTRÉS.

***CONTRÓLATE LA PRESIÓN** ARTERIAL EN EL HOGAR Y HAZTE EXÁMENES MÉDICOS REGULARES, EL CONTROL EN EL HOGAR PUEDE AYUDARTE A CONTROLAR LA PRESIÓN ARTERIAL, DE ESA MANERA, PODRÁS SABER SI LOS MEDICAMENTOS Y LOS CAMBIOS EN EL ESTILO DE VIDA ESTÁN DANDO RESULTADO, LOS TENSIÓMETROS PARA EL HOGAR SE ENCUENTRAN AMPLIAMENTE DISPONIBLES SIN NECESIDAD DE RECETA MÉDICA, HABLA CON UN PROVEEDOR DE ATENCIÓN MÉDICA SOBRE EL CONTROL EN EL HOGAR ANTES DE COMENZAR, LAS CONSULTAS REGULARES DE ATENCIÓN MÉDICA TAMBIÉN SON CLAVE PARA CONTROLAR TU PRESIÓN ARTERIAL, SI TU PRESIÓN ARTERIAL ESTÁ BIEN

CONTROLADA, PREGÚNTA A TU DOCTOR CON QUÉ FRECUENCIA DEBES MEDIRLA, QUIZÁ TENGAS QUE MEDIRLA UNA VEZ AL DÍA O MENOS FRECUENTE.

* **FINALMENTE BUSCA APOYO,** TENER AMIGOS Y FAMILIARES QUE TE BRINDEN APOYO ES IMPORTANTE PARA UNA BUENA SALUD, PUEDEN ANIMARTE A CUIDARTE POR TU CUENTA, LLEVARTE AL CONSULTORIO DE ATENCIÓN MÉDICA O INICIAR UN PROGRAMA DE EJERCICIOS CONTIGO PARA MANTENER LA PRESIÓN ARTERIAL BAJA, SI CREES QUE NECESITAS AYUDA MÁS ALLÁ DE TU FAMILIA Y AMIGOS, CONSIDERA UNIRTE A UN GRUPO DE APOYO, ES POSIBLE QUE CONOZCAS PERSONAS QUE PUEDAN DARTE UN EMPUJÓN EMOCIONAL O MORAL, O QUE PUEDAN OFRECER CONSEJOS PRÁCTICOS PARA ENFRENTAR TU AFECCIÓN.

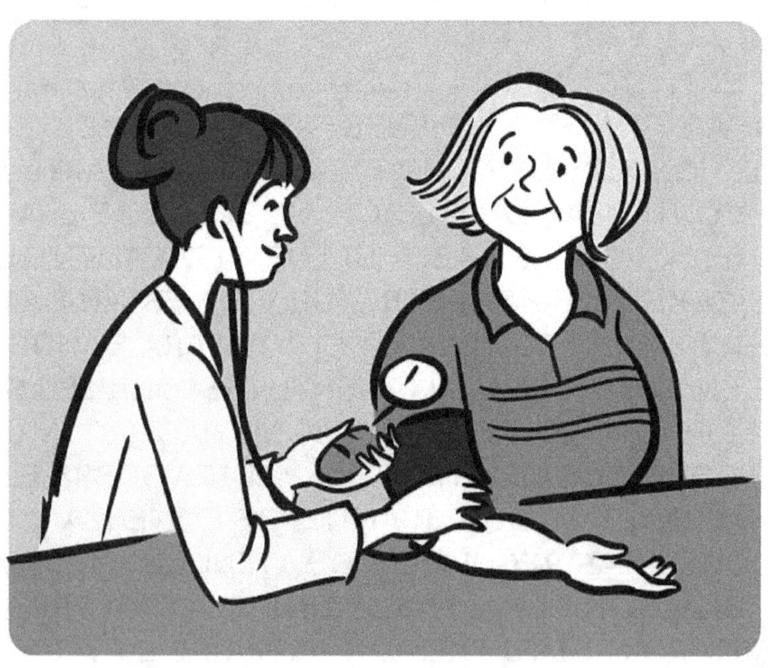

ADICIONALMENTE COMENTAREMOS QUE APROXIMADAMENTE UNO DE CADA TRES ADULTOS EN ESTADOS UNIDOS TIENEN PRESIÓN ARTERIAL ALTA, PERO MUCHOS NO LO SABEN, A LA PRESIÓN ARTERIAL ALTA A VECES SE LE LLAMA EL "ASESINO SILENCIOSO", PORQUE SI BIEN NO SUELE PRESENTAR SÍNTOMAS, PUEDE PROVOCAR ENFERMEDADES QUE PONEN EN RIESGO LA VIDA, COMO UN ATAQUE CARDÍACO O UN ACCIDENTE CEREBROVASCULAR, LA BUENA NOTICIA ES QUE LA PRESIÓN ARTERIAL ALTA, O HIPERTENSIÓN, CON FRECUENCIA SE PUEDE PREVENIR O TRATAR, UN DIAGNÓSTICO PRECOZ Y CAMBIOS SENCILLOS HACIA UNA VIDA MÁS SALUDABLE PUEDEN EVITAR QUE LA PRESIÓN ARTERIAL ALTA AFECTE GRAVEMENTE TU SALUD, EL FLUJO DE SANGRE NORMAL LLEVA NUTRIENTES Y OXÍGENO A TODAS LAS PARTES DEL CUERPO, INCLUIDOS ÓRGANOS IMPORTANTES COMO EL CORAZÓN, EL CEREBRO Y LOS RIÑONES, LOS LATIDOS DEL CORAZÓN AYUDAN A EMPUJAR LA SANGRE A TRAVÉS DE LA VASTA RED DE VASOS SANGUÍNEOS, GRANDES Y PEQUEÑOS, A SU VEZ, LOS VASOS SANGUÍNEOS SE AJUSTAN CONTINUAMENTE, SE VUELVEN MÁS ESTRECHOS O MÁS ANCHOS PARA QUE LA PRESIÓN SE MANTENGA Y PARA AYUDAR A QUE LA SANGRE FLUYA A UN RITMO SALUDABLE, ES NORMAL QUE LA PRESIÓN ARTERIAL SUBA Y BAJE EN EL CORRER DEL DÍA, LA PRESIÓN SE VE AFECTADA POR LA HORA DEL DÍA, EL EJERCICIO, LOS ALIMENTOS QUE USTED INGIERE, EL ESTRÉS Y OTROS FACTORES, SIN EMBARGO, SI LA PRESIÓN SE MANTIENE DEMASIADO ALTA

DURANTE DEMASIADO TIEMPO PUEDEN SURGIR PROBLEMAS, LA PRESIÓN ARTERIAL ALTA PUEDE HACER QUE EL CORAZÓN TRABAJE DE MÁS Y PIERDA FUERZA, UN FLUJO DE SANGRE MUY POTENTE PUEDE DAÑAR LOS VASOS SANGUÍNEOS, DEBILITARLOS Y HACER QUE SE VUELVAN RÍGIDOS O MÁS ESTRECHOS, CON EL PASO DEL TIEMPO LA HIPERTENSIÓN PUEDE DAÑAR VARIOS ÓRGANOS IMPORTANTES, ENTRE ELLOS EL CORAZÓN, LOS RIÑONES, EL CEREBRO Y LOS OJOS.

LA HIPERTENSIÓN ES UNO DE LOS PRINCIPALES FACTORES DE RIESGO DE MUERTE Y DE DISCAPACIDAD A NIVEL MUNDIAL, DICEN LOS DOCTORES EXPERTOS EN HIPERTENSIÓN Y ENFERMEDADES RENALES, "LA PRESIÓN ARTERIAL ALTA AUMENTA EL RIESGO DE TENER UN ATAQUE CARDÍACO, UNA INSUFICIENCIA CARDÍACA, UN ACCIDENTE CEREBROVASCULAR O UNA ENFERMEDAD RENAL", TODOS, INCLUSO LOS NIÑOS, PUEDEN DESARROLLAR PRESIÓN ARTERIAL ALTA, PERO EL RIESGO DE HIPERTENSIÓN AUMENTA CON LA EDAD, DESPUÉS DE LOS SESENTA AÑOS, APROXIMADAMENTE DOS TERCIOS DE LA POBLACIÓN SE VEN AFECTADOS POR LA HIPERTENSIÓN DE ACUERDO A LOS ESTUDIOS CONSIDERADOS POR LOS ESPECIALISTAS, EL EXCESO DE PESO O TENER ANTECEDENTES FAMILIARES DE PRESIÓN ARTERIAL ALTA TAMBIÉN AUMENTA EL RIESGO DE DESARROLLAR HIPERTENSIÓN, LOS AFROAMERICANOS SON ESPECIALMENTE PROPENSOS A TENER

HIPERTENSIÓN, EN COMPARACIÓN CON LOS ADULTOS ESTADOUNIDENSES CAUCÁSICOS O DE ORIGEN HISPANO, LOS AFROAMERICANOS TIENDEN A DESARROLLAR HIPERTENSIÓN A EDADES MÁS TEMPRANAS Y A TENER UN PROMEDIO DE PRESIÓN ARTERIAL MÁS ALTO, DADO QUE NO SUELE PRESENTAR SÍNTOMAS, LA ÚNICA MANERA DE VERIFICAR SI USTED TIENE HIPERTENSIÓN ES MEDIANTE UNA PRUEBA DE LA PRESIÓN ARTERIAL, ESTE PROCEDIMIENTO FÁCIL E INDOLORO IMPLICA COLOCAR UN BRAZALETE INFLABLE CON UN TENSIÓMETRO ALREDEDOR DE LA PARTE SUPERIOR DEL BRAZO PARA APRETAR LOS VASOS SANGUÍNEOS, LUEGO, UN PROVEEDOR DE CUIDADOS DE LA SALUD PUEDE USAR UN ESTETOSCOPIO PARA ESCUCHAR SU PULSO A MEDIDA QUE DEJA SALIR EL AIRE DEL BRAZALETE, O LA PRESIÓN SE PUEDE MEDIR CON UN DISPOSITIVO AUTOMÁTICO, LA PRESIÓN ARTERIAL SE INDICA CON DOS NÚMEROS, EL PRIMER NÚMERO REPRESENTA LA PRESIÓN EN LOS VASOS SANGUÍNEOS CUANDO EL CORAZÓN LATE (LLAMADA PRESIÓN SISTÓLICA), EL SEGUNDO ES LA PRESIÓN CUANDO EL CORAZÓN SE RELAJA Y SE LLENA DE SANGRE (PRESIÓN DIASTÓLICA), EN GENERAL, LOS EXPERTOS ESTÁN DE ACUERDO EN QUE LA PRESIÓN ARTERIAL MÁS SEGURA, O "NORMAL", ES DE 120/80 O MENOS, ES DECIR, QUE LA PRESIÓN ARTERIAL SISTÓLICA SEA DE 120 O MENOS Y LA PRESIÓN DIASTÓLICA DE 80 O MENOS, "LA HIPERTENSIÓN SE DEFINE COMO TENER UNA PRESIÓN ARTERIAL PROMEDIO SUPERIOR A 140/90", DE ACUERDO A

LOS ESPECIALISTAS EN ESTE CONCEPTO SOBRE EL TRATAMIENTO Y LA PREVENCIÓN DE LA HIPERTENSIÓN, DADO QUE LA PRESIÓN ARTERIAL PUEDE VARIAR DE UN DÍA A OTRO, EL DIAGNÓSTICO DE HIPERTENSIÓN SUELE BASARSE EN UN PROMEDIO DE 2 O MÁS LECTURAS OBTENIDAS EN 2 OCASIONES O MÁS, SI LA PRESIÓN ARTERIAL SE ENCUENTRA EN UN RANGO ENTRE "NORMAL" E "HIPERTENSIÓN", A VECES SE LE LLAMA PREHIPERTENSIÓN, LAS PERSONAS CON PREHIPERTENSIÓN SON MÁS PROPENSAS A TERMINAR DESARROLLANDO PRESIÓN ARTERIAL ALTA SI NO TOMAN MEDIDAS PREVENTIVAS, SABEMOS QUE PODEMOS PREVENIR LA PRESIÓN ARTERIAL ALTA MEDIANTE UNA DIETA SALUDABLE, LA PÉRDIDA DE PESO Y LA ACTIVIDAD FÍSICA", SIN EMBARGO, TAMBIÉN LA PODEMOS TRATAR, Y DE MANERA EFECTIVA, SI LE DIAGNOSTICAN PRESIÓN ARTERIAL ALTA, SU MÉDICO LE INDICARÁ UN PLAN DE TRATAMIENTO, ES PROBABLE QUE LE RECOMIENDE INTRODUCIR CAMBIOS SALUDABLES EN SU ESTILO DE VIDA, TAMBIÉN PODRÍA TENER QUE TOMAR MEDICAMENTOS, EL OBJETIVO DEL TRATAMIENTO ES REDUCIR LA PRESIÓN ARTERIAL LO SUFICIENTE PARA EVITAR PROBLEMAS MÁS GRAVES, ¿CUÁNTO DEBERÍA BAJAR SU PRESIÓN ARTERIAL?, LA RESPUESTA DEPENDE DE MUCHOS FACTORES, POR LO QUE ES IMPORTANTE QUE TRABAJE JUNTO CON SU MÉDICO PARA DETERMINAR LOS OBJETIVOS DE PRESIÓN ARTERIAL, LOS LINEAMIENTOS ACTUALES RECOMIENDAN APUNTAR A UNA PRESIÓN SISTÓLICA POR DEBAJO DE 140,

ESTOS LINEAMIENTOS MÉDICOS A VECES SE AJUSTAN SEGÚN LOS RESULTADOS DE LAS NUEVAS INVESTIGACIONES, RECIENTEMENTE, UN AMPLIO ESTUDIO DESCUBRIÓ QUE APUNTAR A UNA PRESIÓN SISTÓLICA MUCHO MÁS BAJA — DE 120 O MENOS — PODRÍA SER BENEFICIOSO, AL MENOS EN ALGUNAS PERSONAS, ESTE ESTUDIO OBSERVÓ A ADULTOS DE 50 AÑOS Y MÁS CON UN RIESGO ALTO DE ENFERMEDAD CARDIOVASCULAR, PERO QUE NO TENÍAN DIABETES, LA MITAD TENÍA COMO META ALCANZAR UNA PRESIÓN SISTÓLICA DE 120, LA OTRA MITAD TENÍA COMO META ALCANZAR UNA PRESIÓN DE 140, EL ESTUDIO SE CERRÓ ANTES DE TIEMPO, DESPUÉS DE 3 AÑOS, CUANDO SE OBSERVARON CLAROS BENEFICIOS EN EL GRUPO CON PRESIÓN ARTERIAL MÁS BAJA, AL REALIZAR UN TRATAMIENTO QUE APUNTABA A ALCANZAR UNA PRESIÓN DE 120, EL RIESGO DE DESARROLLAR UNA COMPLICACIÓN CARDIOVASCULAR, COMO UN ATAQUE CARDÍACO O UN ACCIDENTE CEREBROVASCULAR, SE REDUJO EN UN 25%, Y EL RIESGO DE MUERTE POR CUALQUIER CAUSA SE REDUJO EN UN 27%", SIN EMBARGO, EL GRUPO CON LA META DE PRESIÓN ARTERIAL MÁS BAJA TENDIÓ A NECESITAR UN MEDICAMENTO ADICIONAL PARA CONTROLAR LA PRESIÓN, TAMBIÉN TUVO MÁS HOSPITALIZACIONES POR EFECTOS SECUNDARIOS, ENTRE ELLOS, PRESIÓN ARTERIAL BAJA, DESMAYOS Y POSIBLE DAÑO RENAL, LOS RESULTADOS OBTENIDOS HASTA LA FECHA SUGIEREN QUE LAS PERSONAS DE MÁS EDAD CON HIPERTENSIÓN Y UN RIESGO MÁS ALTO DE ENFERMEDAD

CARDIOVASCULAR PODRÍAN BENEFICIARSE DE TENER COMO META UNA PRESIÓN ARTERIAL MÁS BAJA, PERO TAMBIÉN PODRÍA HABER DESVENTAJAS, Y CADA PACIENTE ES DISTINTO, LOS INVESTIGADORES GENERAN EVIDENCIA PARA QUE LOS PROVEEDORES DE CUIDADO DE LA SALUD CUENTEN CON TODA LA INFORMACIÓN NECESARIA PARA HABLAR CON SUS PACIENTES SOBRE LOS OBJETIVOS DE PRESIÓN ARTERIAL, LOS ESTUDIOS MOSTRARON CLARAMENTE QUE LOS CAMBIOS SALUDABLES EN EL ESTILO DE VIDA PUEDEN MEJORAR LA PRESIÓN ARTERIAL, INCLUSO HACER CAMBIOS PEQUEÑOS A LO LARGO DEL TIEMPO PUEDEN AYUDAR, DICEN LOS EXPERTOS EN CIENCIAS DE LA NUTRICIÓN, EN TÉRMINOS DE DIETA, NUESTRO MEJOR CONSEJO ES SEGUIR EL PLAN DE ALIMENTACIÓN DASH, EL NOMBRE "DASH" ES UN ACRÓNIMO QUE PROVIENE DEL INGLÉS DIETARY APPROACHES TO STOP HYPERTENSION (ENFOQUES DIETÉTICOS PARA DETENER LA HIPERTENSIÓN), NO ES UNA DIETA PARA REALIZAR DURANTE UN PERÍODO CORTO, SINO UN PLAN DE ALIMENTACIÓN QUE SE INTEGRA A UN ESTILO DE VIDA SALUDABLE Y QUE CONTINÚA DURANTE TODA LA VIDA, EL PLAN DE ALIMENTACIÓN DASH NO REQUIERE ALIMENTOS ESPECIALES, EN CAMBIO, ESTABLECE OBJETIVOS NUTRICIONALES DIARIOS Y SEMANALES, ES RICO EN FRUTAS Y VERDURAS, GRANOS INTEGRALES Y PRODUCTOS LÁCTEOS DESCREMADOS, PERO BAJO EN GRASAS SATURADAS Y AZÚCAR AGREGADO, LA DIETA DASH ES BENEFICIOSA INCLUSO PARA PERSONAS CON

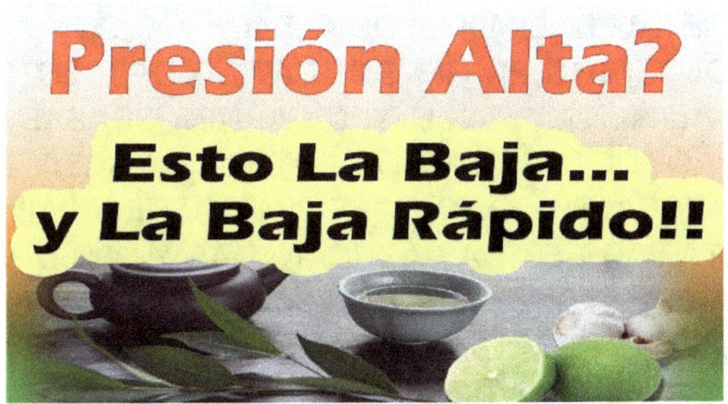
Presión Alta?
Esto La Baja...
y La Baja Rápido!!

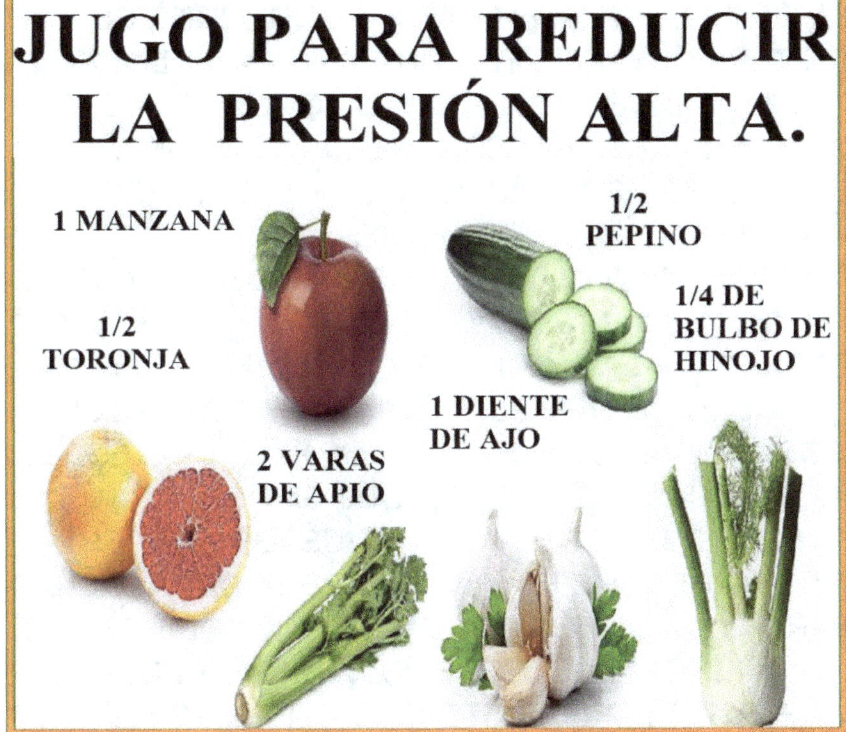
JUGO PARA REDUCIR LA PRESIÓN ALTA.
1 MANZANA
1/2 PEPINO
1/4 DE BULBO DE HINOJO
1/2 TORONJA
1 DIENTE DE AJO
2 VARAS DE APIO

10.- PLAN DE ALIMENTACIÓN DASH

ESTE PLAN SE ENFOCA EN VERDURAS, FRUTAS Y GRANOS ENTEROS, INCLUYE PRODUCTOS LÁCTEOS BAJOS EN GRASA O SIN GRASA, PESCADO, POLLO, FRIJOLES, SEMILLAS, NUECES Y ACEITES VEGETALES, LIMITA LOS ALIMENTOS CON ALTO CONTENIDO EN GRASAS SATURADAS, ESTOS ALIMENTOS INCLUYEN CARNES GRASAS, PRODUCTOS LÁCTEOS ENTEROS Y ACEITES TROPICALES COMO COCO, PALMISTE Y PALMA, LIMITA LAS BEBIDAS AZUCARADAS Y LOS DULCES EL PLAN DE ALIMENTACIÓN DASH Y OTROS CAMBIOS DE ESTILO DE VIDA PUEDEN AYUDAR A BAJAR LA PRESION ARTERIAL, ESTOS INCLUYEN MANTENER UN PESO SALUDABLE, HACER EJERCICIO Y NO FUMAR, LA DIETA BASADA EN ENFOQUES DIETÉTICOS PARA DETENER LA HIPERTENSIÓN ESTÁNDAR LIMITA EL CONSUMO DE SAL A 2300 MILIGRAMOS (MG) POR DÍA, ESA CANTIDAD CONCUERDA CON LAS DIETARY GUIDELINES FOR AMERICANS (GUÍAS ALIMENTARIAS PARA LOS ESTADOUNIDENSES), BÁSICAMENTE, ES LA CANTIDAD DE SODIO DE UNA CUCHARADA DE SAL DE MESA, UNA VERSIÓN CON MENOS SODIO DE LA DIETA BASADA EN ENFOQUES DIETÉTICOS PARA DETENER LA HIPERTENSIÓN RESTRINGE EL CONSUMO A 1500 MG POR DÍA, PUEDES ELEGIR LA VERSIÓN DE LA DIETA QUE SATISFAGA TUS NECESIDADES DE SALUD Y GUSTO, SI NO ESTÁS SEGURO DE CUÁL ES EL NIVEL DE SODIO ADECUADO PARA TI, HABLA CON TU PROVEEDOR DE ATENCIÓN MÉDICA, LA DIETA BASADA EN ENFOQUES DIETÉTICOS PARA DETENER LA HIPERTENSIÓN ES

UN PLAN EQUILIBRADO QUE OFRECE DIFERENTES OPCIONES DE ALIMENTOS, ESTA DIETA AYUDA A CREAR UN ESTILO DE VIDA CON UNA ALIMENTACIÓN SALUDABLE PARA EL CORAZÓN, NO ES NECESARIO CONSUMIR ALIMENTOS O BEBIDAS ESPECIALES, LOS ALIMENTOS QUE CONFORMAN ESTA DIETA SE ENCUENTRAN EN LOS SUPERMERCADOS Y EN LA MAYORÍA DE LOS RESTAURANTES.

PARA UNA DIETA BASADA EN ENFOQUES DIETÉTICOS PARA DETENER LA HIPERTENSIÓN ES IMPORTANTE ELEGIR LOS SIGUIENTES ALIMENTOS CON ALTO CONTENIDO EN POTASIO, CALCIO, MAGNESIO, FIBRA Y PROTEÍNA, ALIMENTOS CON BAJO CONTENIDO EN GRASAS SATURADAS, ALIMENTOS CON BAJO CONTENIDO EN SAL.

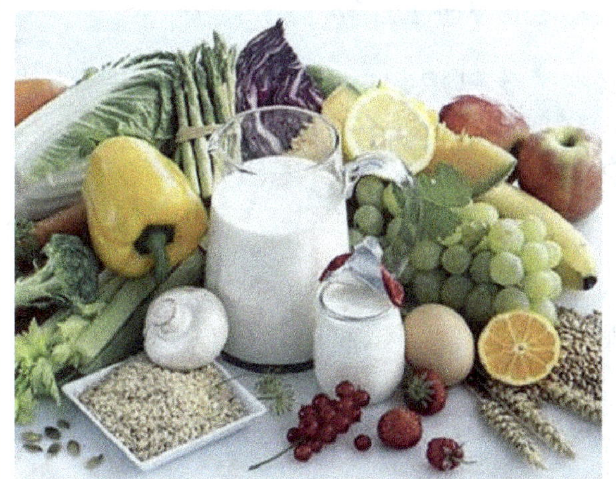

LA DIETA BASADA EN ENFOQUES DIETÉTICOS PARA DETENER LA HIPERTENSIÓN PROPORCIONA METAS NUTRICIONALES DIARIAS Y SEMANALES, LA

CANTIDAD DE PORCIONES DEPENDE DE LAS NECESIDADES DIARIAS DE CALORÍAS, AQUI SE PRESENTAN LAS PORCIONES RECOMENDADAS SUGERIDAS DE CADA GRUPO DE ALIMENTOS PARA UNA DIETA BASADA EN ENFOQUES DIETÉTICOS PARA DETENER LA HIPERTENSIÓN DE 2000 CALORÍAS AL DÍA.

GRANOS O CEREALES: ENTRE 6 Y 8 PORCIONES AL DÍA, UNA PORCIÓN PUEDE SER 1/2 TAZA DE CEREAL COCIDO, ARROZ O PASTA, UNA REBANADA DE PAN O UNA ONZA (28 G) DE CEREAL SECO.

VERDURAS: ENTRE 4 Y 5 PORCIONES AL DÍA, UNA PORCIÓN EQUIVALE A UNA TAZA DE HORTALIZAS DE HOJA VERDE CRUDAS, 1/2 TAZA DE VERDURAS CRUDAS O COCINADAS CORTADAS, O 1/2 TAZA DE JUGO DE VERDURAS.

FRUTAS: ENTRE 4 Y 5 PORCIONES AL DÍA, UNA PORCIÓN EQUIVALE A UNA FRUTA MEDIANA, 1/2 TAZA DE FRUTA FRESCA, CONGELADA O EN CONSERVA, O 1/2 TAZA DE JUGO DE FRUTAS.

PRODUCTOS LÁCTEOS: DESCREMADOS O BAJOS EN GRASA, ENTRE DOS Y TRES PORCIONES AL DÍA, UNA PORCIÓN EQUIVALE A 1 TAZA DE LECHE O YOGUR O 1 Y 1/2 ONZAS (42,5 GRAMOS) DE QUESO.

CARNES MAGRAS: CARNE DE AVES Y PESCADO, SEIS PORCIONES DE UNA ONZA (28 GRAMOS) O MENOS AL DÍA, UNA PORCIÓN EQUIVALE A 1 ONZA (28 GRAMOS) DE CARNE DE RES, CARNE DE AVES O PESCADO COCIDA O 1 HUEVO.

FRUTOS SECOS, SEMILLAS O LEGUMBRES: ENTRE 4 Y 5 PORCIONES A LA SEMANA, UNA PORCIÓN EQUIVALE A 1/3 DE TAZA DE FRUTOS SECOS, 2 CUCHARADAS DE MANTEQUILLA DE MANÍ, 2 CUCHARADAS DE SEMILLAS O 1/2 TAZA DE LEGUMBRES COCIDAS.

GRASAS Y ACEITES: ENTRE 2 Y 3 PORCIONES AL DÍA, UNA PORCIÓN EQUIVALE A 1 CUCHARADITA DE MARGARINA SUAVE, 1 CUCHARADITA DE ACEITE VEGETAL, 1 CUCHARADA DE MAYONESA O 2 CUCHARADAS DE ADEREZO PARA ENSALADAS.

DULCES Y AZÚCAR AÑADIDO: 5 PORCIONES O MENOS A LA SEMANA, UNA PORCIÓN EQUIVALE A 1 CUCHARADA DE AZÚCAR, JALEA O MERMELADA, 1/2 TAZA DE SORBETE, O 1 TAZA DE LIMONADA.

BEBER DEMASIADO ALCOHOL PUEDE AUMENTAR LA PRESIÓN ARTERIAL, GUÍAS ALIMENTARIAS RECOMIENDAN QUE LOS HOMBRES LIMITEN EL ALCOHOL A UN MÁXIMO DE 2 COPAS AL DÍA Y LAS MUJERES A UNA O MENOS, LA DIETA BASADA EN ENFOQUES DIETÉTICOS PARA DETENER LA HIPERTENSIÓN NO ABORDA EL CONSUMO DE CAFEÍNA, AÚN NO ESTÁ CLARO CÓMO AFECTA LA CAFEÍNA A LA PRESIÓN ARTERIAL, PERO LA CAFEÍNA PUEDE HACER QUE TU PRESIÓN ARTERIAL AUMENTE AL MENOS BREVEMENTE, SI YA TIENES LA PRESIÓN ARTERIAL ALTA O SI CREES QUE LA CAFEÍNA ESTÁ AFECTANDO TU PRESIÓN ARTERIAL, CONTEMPLA LA POSIBILIDAD DE REDUCIR SU CONSUMO.

LOS ALIMENTOS EN LOS QUE SE BASA LA DIETA BASADA EN ENFOQUES DIETÉTICOS PARA DETENER LA HIPERTENSIÓN TIENEN BAJO CONTENIDO DE SAL, POR ELLO, AL SEGUIR UNA DIETA BASADA EN ENFOQUES DIETÉTICOS PARA DETENER LA HIPERTENSIÓN ES PROBABLE QUE LOGRES REDUCIR LA INGESTA DE SAL, PARA REDUCIR AÚN MÁS EL CONSUMO DE SAL LEE LAS ETIQUETAS DE LOS ALIMENTOS Y ELIGE OPCIONES CON BAJO CONTENIDO DE SODIO Y SIN SALES AÑADIDOS, USA ESPECIAS O SABORIZANTES SIN SAL EN LUGAR DE SAL, NO AÑADAS SAL AL COCINAR ARROZ, PASTA O CEREALES CALIENTES, ELIGE VERDURAS NATURALES CONGELADAS O FRESCAS, ELIGE CARNE DE AVE SIN PIEL, PESCADO Y CORTES DE CARNE MAGRA FRESCOS, COME MENOS EN RESTAURANTES, CUANDO COMAS EN RESTAURANTES, PIDE PLATOS QUE LLEVEN MENOS SAL Y PIDE QUE NO AÑADAN SAL A TU COMIDA, A MEDIDA QUE DISMINUYAS EL CONSUMO DE ALIMENTOS PROCESADOS Y CON SAL, TAL VEZ OBSERVES QUE LA COMIDA TIENE OTRO GUSTO, ES PROBABLE QUE EL PALADAR TARDE EN ACOSTUMBRARSE AL SABOR, SIN EMBARGO, UNA VEZ QUE LO HAGA, QUIZÁS DESCUBRAS QUE PREFIERES LA FORMA DE COMER QUE PROPONE LA DIETA BASADA EN ENFOQUES DIETÉTICOS PARA DETENER LA HIPERTENSIÓN, Y, ADEMÁS, GOZARÁS DE MEJOR SALUD, PARA UNA PRESIÓN ARTERIAL SALUDABLE, MANTENGA UN PESO SALUDABLE, PREGÚNTELE A SU MÉDICO SI DEBE BAJAR DE PESO, HAGA ACTIVIDAD FÍSICA, MUÉVASE AL MENOS 30

MINUTOS LA MAYORÍA DE LOS DÍAS DE LA SEMANA, LLEVE UNA DIETA SALUDABLE, ELIJA UN PLAN DE ALIMENTACIÓN RICO EN FRUTAS Y VERDURAS, GRANOS INTEGRALES Y PRODUCTOS LÁCTEOS DESCREMADOS, PERO CON BAJO CONTENIDO EN GRASAS SATURADAS Y AZÚCAR AGREGADO, REDUZCA EL CONSUMO DE SAL, MUCHAS PERSONAS CONSUMEN MÁS SODIO (QUE SE ENCUENTRA EN LA SAL) DEL QUE NECESITAN, LA MAYORÍA DE LA SAL PROVIENE DE ALIMENTOS PROCESADOS (COMO LAS SOPAS O LOS PRODUCTOS HORNEADOS LISTOS PARA CONSUMIR), NO BEBA ALCOHOL O CONSÚMALO CON MODERACIÓN, LOS HOMBRES NO DEBEN CONSUMIR MÁS DE DOS TRAGOS POR DÍA, LAS MUJERES, NO MÁS DE UN TRAGO POR DÍA, NO FUME, FUMAR AUMENTA EL RIESGO DE ENFERMEDADES CARDÍACAS, ACCIDENTES CEREBROVASCULARES Y OTROS PROBLEMAS DE SALUD, DUERMA BIEN POR LA NOCHE, INFORMELE A SU MÉDICO SI LE HAN DICHO QUE RONCA O QUE PARECE QUE DEJARA DE RESPIRAR DURANTE UN INSTANTE MIENTRAS DUERME, PODRÍAN SER SIGNOS DE APNEA, TRATAR LA APNEA DEL SUEÑO Y DORMIR BIEN POR LA NOCHE PUEDEN REDUCIR LA PRESIÓN ARTERIAL, TOME LOS MEDICAMENTOS RECETADOS COMO SE LE INDICÓ, INCLUSO SI NECESITA MEDICAMENTOS PARA AYUDAR A BAJAR LA PRESIÓN ARTERIAL, DEBERÁ INTRODUCIR LOS CAMBIOS DE ESTILO DE VIDA, LA PRESIÓN ARTERIAL CAMBIA A LO LARGO DEL DÍA SEGÚN LAS ACTIVIDADES QUE SE REALIZAN, EN LA MAYORÍA DE LOS ADULTOS, LA PRESIÓN ARTERIAL NORMAL ES

MENOS DE 120 SOBRE 80 MILÍMETROS DE MERCURIO (MM HG), QUE SE ESCRIBE COMO LA LECTURA DE LA PRESIÓN SISTÓLICA SOBRE LA LECTURA DE LA PRESIÓN DIASTÓLICA 120/80 MM HG, LA PRESIÓN ARTERIAL SE CONSIDERA ALTA CUANDO HAY LECTURAS SISTEMÁTICAS DE PRESIÓN SISTÓLICA DE 130 MM HG O MÁS O LECTURAS DE PRESIÓN DIASTÓLICA DE 80 MM HG O MÁS,

NIVELES DE PRESIÓN ARTERIAL, POR LO GENERAL, NO HAY SÍNTOMAS DE PRESIÓN ARTERIAL ALTA HASTA QUE LA AFECCIÓN HA CAUSADO PROBLEMAS DE SALUD SERIOS, APROXIMADAMENTE UNO DE CADA TRES ADULTOS EN USA CON PRESIÓN ARTERIAL ALTA NI SIQUIERA SABE QUE LA PADECEN Y NO RECIBEN TRATAMIENTO PARA CONTROLAR LA PRESIÓN ARTERIAL, POR ESO ES IMPORTANTE EL CONTROL DE LA PRESIÓN ARTERIAL AL MENOS UNA VEZ AL AÑO CON EL SERVICIO MEDICO, ¿QUÉ CLASE DE PROBLEMAS DE SALUD PUEDE CAUSAR LA PRESIÓN ARTERIAL ALTA?, ES IMPORTANTE HACERSE CONTROLES DE PRESIÓN ARTERIAL PERIÓDICAMENTE Y SABER LOS VALORES, PORQUE LA PRESIÓN ARTERIAL ALTA POR LO GENERAL NO CAUSA SÍNTOMAS HASTA QUE LA AFECCIÓN HA PROVOCADO PROBLEMAS GRAVES, LA PRESIÓN ARTERIAL ALTA NO DIAGNOSTICADA O NO CONTROLADA PUEDE CONDUCIR A PROBLEMAS DE SALUD GRAVES, COMO: ANEURISMA, ACCIDENTE CEREBROVASCULAR, ENFERMEDAD RENAL CRONICA, DAÑO OCULAREXTERNAL, ATAQUE CARDIACO, INSUFICIENCIA CARDIACA, ENFERMEDAD ARTERIAL

PERIFERICA O ENFERMEDAD DE LA ARTERIA
CAROTIDA O DEMENCIA VASCULAR ENTRE OTRAS.

PROCESO DE ANEURISMA

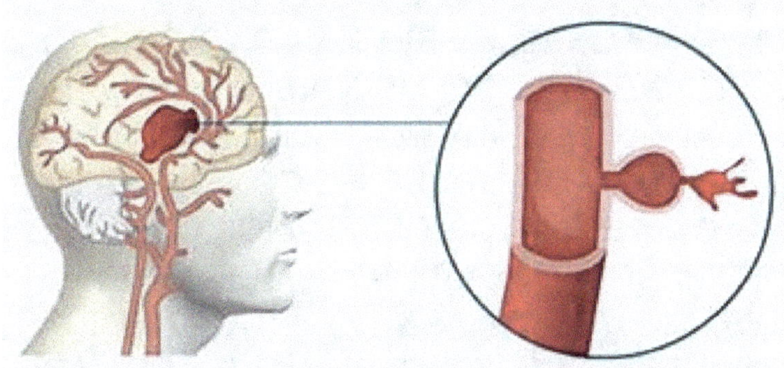

COMIDAS SALUDABLES

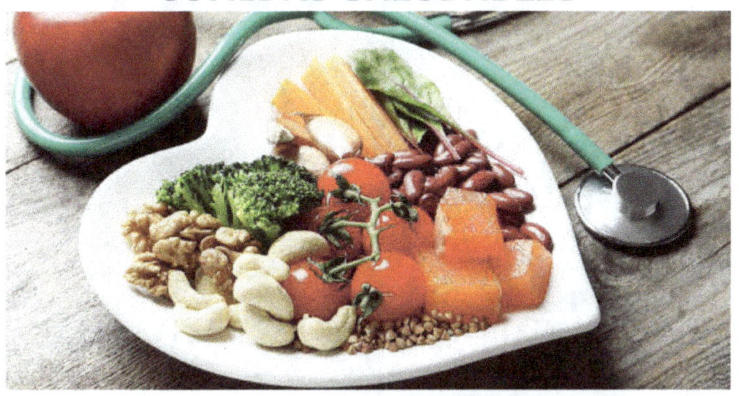

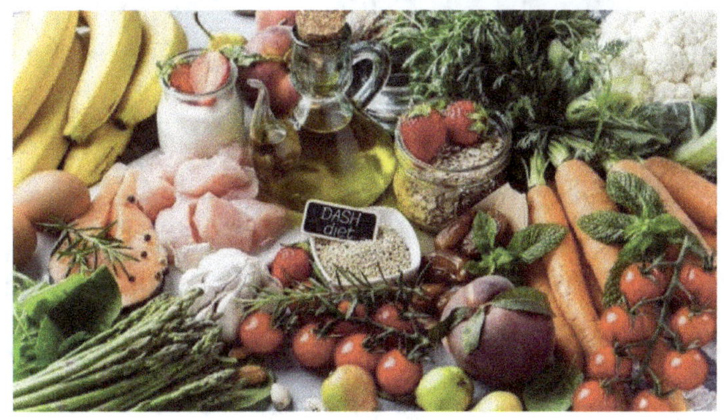

11.- CAUSAS QUE AFECTAN PRESION ALTA

MUCHOS FACTORES PUEDEN AFECTAR LA PRESIÓN ARTERIAL, INCLUSO: LA CANTIDAD DE AGUA Y DE SAL QUE USTED TIENE EN EL CUERPO, EL ESTADO DE LOS RIÑONES, EL SISTEMA NERVIOSO O LOS VASOS SANGUÍNEOS, SUS NIVELES HORMONALES, SU EDAD, LA RAZA Y HASTA EL GENERO PUEDEN SER IMPORTANTES SINO SE CONSIDERAN, POR EJEMPLO SI ES MAYOR DE 60 AÑOS USTED ES MÁS PROPENSO A QUE LE DIGAN QUE SU PRESIÓN ARTERIAL ESTA DEMASIADO ALTA A MEDIDA QUE ENVEJECE, ESTO SE DEBE A QUE LOS VASOS SANGUÍNEOS SE VUELVEN MÁS RÍGIDOS CON LA EDAD, CUANDO ESTO SUCEDE, LA PRESIÓN ARTERIAL SE ELEVA, LA HIPERTENSIÓN ARTERIAL AUMENTA LA PROBABILIDAD DE SUFRIR UN ACCIDENTE CEREBROVASCULAR, UN ATAQUE CARDÍACO, INSUFICIENCIA CARDÍACA, ENFERMEDAD RENAL O MUERTE PREMATURA.

USTED TIENE UN RIESGO MÁS ALTO DE SUFRIR HIPERTENSIÓN ARTERIAL SI: ES AFROAMERICANO, ES OBESO, SI CON FRECUENCIA ESTÁ ESTRESADO O ANSIOSO, TOMA DEMASIADO ALCOHOL (MÁS DE UN TRAGO AL DÍA PARA LAS MUJERES Y MÁS DE DOS AL DÍA PARA LOS HOMBRES), SI **CONSUME DEMASIADA SAL**, TIENE UN ANTECEDENTE FAMILIAR DE HIPERTENSIÓN ARTERIAL, O SI TIENE **DIABETES** O FUMA, IGUALMENTE LA MAYORÍA DE LAS VECES NO SE IDENTIFICA NINGUNA CAUSA DE PRESIÓN ARTERIAL ALTA, ESTO SE DENOMINA HIPERTENSIÓN ESENCIAL.

LA HIPERTENSIÓN CAUSADA POR OTRA AFECCIÓN O POR UN MEDICAMENTO QUE ESTÉ TOMANDO SE DENOMINA HIPERTENSIÓN SECUNDARIA, ESTA PUEDE DEBERSE A: ENFERMEDAD RENAL CRÓNICA, TRASTORNOS DE LAS GLÁNDULAS SUPRARRENALES, HIPERPARATIROIDISMO, EMBARAZO O PREECLAMPSIA, MEDICAMENTOS COMO PÍLDORAS ANTICONCEPTIVAS, PASTILLAS PARA ADELGAZAR, MEDICAMENTOS PARA EL RESFRIADO, PARA LA MIGRAÑA, CORTICOSTEROIDES, ALGUNOS ANTIPSICÓTICOS Y CIERTOS MEDICAMENTOS UTILIZADOS PARA TRATAR EL CÁNCER.

EN LA MAYORÍA DE LOS CASOS, NO SE PRESENTAN SÍNTOMAS, EN LA MAYORÍA DE LAS PERSONAS LA HIPERTENSIÓN ARTERIAL SE DETECTA CUANDO VISITAN A SU PROVEEDOR MEDICO, DEBIDO A QUE NO HAY NINGÚN SÍNTOMA, LAS PERSONAS PUEDEN SUFRIR ENFERMEDAD CARDÍACA Y PROBLEMAS RENALES SIN SABER QUE TIENEN HIPERTENSIÓN ARTERIAL, **LA HIPERTENSION** ES UNA FORMA PELIGROSA DE PRESIÓN ARTERIAL MUY ALTA, LOS SÍNTOMAS MAS COMUNES INCLUYEN: **DOLOR DE CABEZA** FUERTE, NÁUSEAS O VÓMITOS, CAMBIOS EN LA VISIÓN Y SANGRADO NASAL.

UN DIAGNÓSTICO TEMPRANO DE PRESIÓN ARTERIAL ALTA PUEDE AYUDAR A PREVENIR ENFERMEDAD CARDÍACA, ACCIDENTES CEREBROVASCULARES, PROBLEMAS VISUALES Y ENFERMEDAD RENAL CRÓNICA, SU

PROVEEDOR MEDICO **MEDIRÁ LA PRESIÓN ARTERIAL** MUCHAS VECES ANTES DE DIAGNOSTICARLE HIPERTENSIÓN ARTERIAL, ES NORMAL QUE SU PRESIÓN ARTERIAL SEA DISTINTA SEGÚN LA HORA DEL DÍA, TODOS LOS ADULTOS MAYORES DE 18 DEBERÍAN MEDIRSE LA PRESIÓN ARTERIAL CADA AÑO, TODOS AQUELLOS QUE TIENEN UN HISTORIAL DE LECTURAS DE PRESIÓN ARTERIAL ALTA O LOS QUE TIENEN FACTORES DE RIESGO DE PRESIÓN ARTERIAL ALTA DEBEN MEDIRSE MÁS A MENUDO, LAS LECTURAS DE LA PRESIÓN ARTERIAL QUE USTED SE TOMA EN SU CASA PUEDEN SER UNA MEJOR MEDIDA DE SU PRESIÓN ARTERIAL ACTUAL QUE LAS QUE SE TOMAN EN EL CONSULTORIO DEL PROVEEDOR, POR LO QUE DEBE CERCIÓRARSE DE CONSEGUIR UN TENSIOMETRO CASERO DE BUEN AJUSTE Y DE BUENA CALIDAD, DEBE TENER EL MANGUITO DEL TAMAÑO APROPIADO Y UN LECTOR DIGITAL, USTED DEBE ESTAR RELAJADO Y SENTADO ALGUNOS MINUTOS ANTES DE TOMAR LA LECTURA, SU PROVEEDOR MEDICO LLEVARÁ A CABO UN EXAMEN FÍSICO PARA BUSCAR SIGNOS DE ENFERMEDAD DEL CORAZÓN, DAÑO A LOS OJOS Y OTROS CAMBIOS EN EL CUERPO, TAMBIÉN CON SUS EXÁMENES PODRIAN ENCONTRAR: NIVELES ALTOS DE COLESTEROL, ENFERMEDAD CARDÍACA (CARDIOPATÍA), MEDIANTE EXÁMENES COMO ECOCARDIOGRAFIA O ELECTROCARDIOGRAFIA, ENFERMEDAD RENAL (NEFROPATÍA), MEDIANTE EXÁMENES COMO PRUEBAS METABOLICAS BASICAS Y ANALISIS DE ORINA COMO O ULTRASONIDO DE LOS RIÑONES,

TRATAMIENTO, EL OBJETIVO DEL TRATAMIENTO ES REDUCIR LA PRESIÓN ARTERIAL DE TAL MANERA QUE TENGA UN MENOR RIESGO DE PRESENTAR PROBLEMAS DE SALUD CAUSADOS POR LA PRESIÓN ARTERIAL ELEVADA, USTED Y SU PROVEEDOR MEDICO DEBEN ESTABLECER UNA META DE PRESIÓN ARTERIAL, CUANDO SE CONSIDERE CUÁL ES EL MEJOR TRATAMIENTO PARA LA PRESIÓN ARTERIAL ALTA, USTED Y SU PROVEEDOR DEBEN CONSIDERAR OTROS FACTORES COMO SON: SU EDAD, LOS MEDICAMENTOS QUE TOMA, LOS RIESGOS SECUNDARIOS DE LOS POSIBLES MEDICAMENTOS A TOMAR, OTRAS AFECCIONES MÉDICAS QUE PUEDA TENER, COMO ANTECEDENTES DE ENFERMEDAD CARDÍACA, ACCIDENTE CEREBROVASCULAR, PROBLEMAS RENALES O DIABETES, SI SU PRESIÓN ARTERIAL ES ENTRE 120/80 Y 130/80 MM HG, USTED TIENE PRESIÓN ARTERIAL ALTA, SU PROVEEDOR LE RECOMENDARÁ CAMBIOS EN EL ESTILO DE VIDA PARA BAJAR LA PRESIÓN ARTERIAL A UN RANGO NORMAL, MUY POCAS VECES SE UTILIZAN MEDICAMENTOS EN ESTA ETAPA.

SI SU PRESIÓN ARTERIAL ES MAYOR DE 130/80, PERO MENOR DE 140/90 MM HG, ESTÁ EN LA ETAPA 1 DE PRESIÓN ARTERIAL ALTA, AL PENSAR EN EL MEJOR TRATAMIENTO, USTED Y SU MEDICO DEBEN CONSIDERAR SI NO TIENE OTRAS ENFERMEDADES O FACTORES DE RIESGO, SU DOCTOR PUEDE RECOMENDAR CAMBIOS EN SU ESTILO DE VIDA Y REPETIR LAS MEDICIONES DESPUÉS DE UNOS CUANTOS MESES.

EXPECTATIVAS (PRONÓSTICO), LA MAYORÍA DE LAS VECES, LA PRESIÓN ARTERIAL ALTA SE PUEDE CONTROLAR CON MEDICAMENTOS Y CAMBIOS EN EL ESTILO DE VIDA, CUANDO LA PRESIÓN ARTERIAL NO ESTÁ BIEN CONTROLADA, USTED ESTÁ EN RIESGO DE SANGRADO DE LA AORTA, EL VASO SANGUÍNEO GRANDE QUE IRRIGA EL ABDOMEN, LA PELVIS Y LAS PIERNAS, ENFERMEDAD RENAL CRONICA, ATAQUES AL CORAZÓN E INSUFICIENCIA CARDIACA, RIEGO SANGUÍNEO DEFICIENTE A LAS PIERNAS, PROBLEMAS CON LA VISION Y ACCIDENTE CEREBROVASCULAR ENTRE OTRAS.

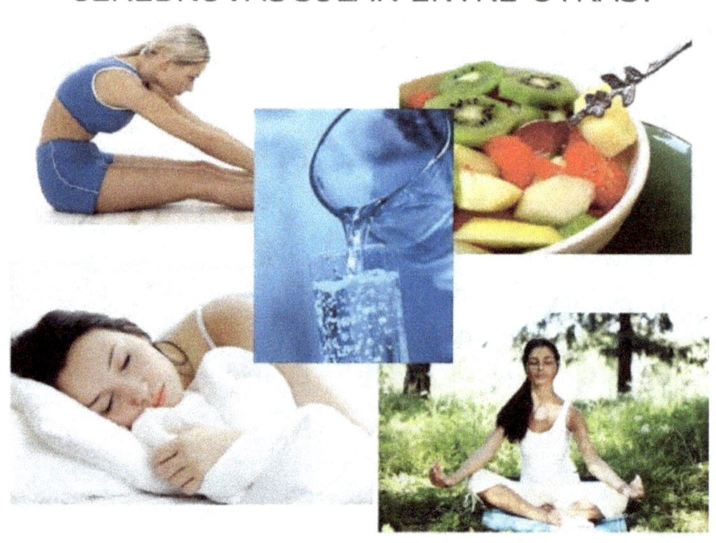

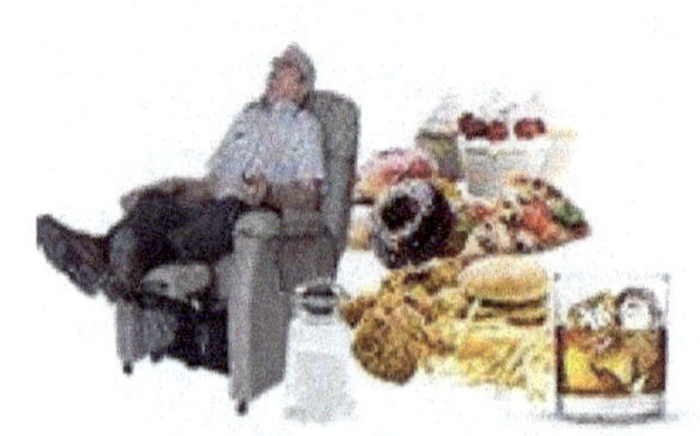

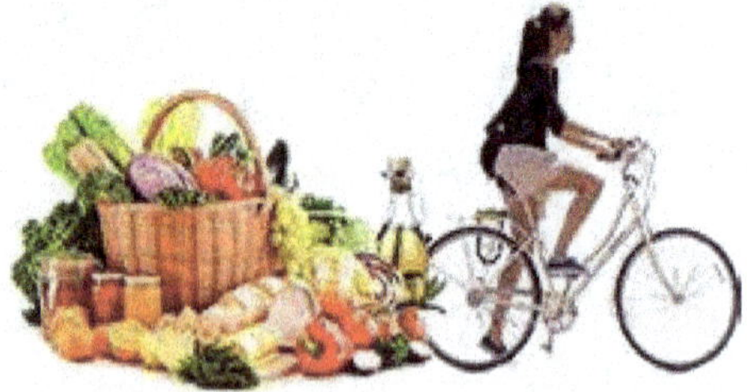

12.- FACTORES DE HIPERTENSIÓN QUE AFECTAN LA SALUD

ENDURECIMIENTO DE LAS ARTERIAS, LA PRESIÓN EN EL INTERIOR DE LAS ARTERIAS PUEDE CAUSAR ENGROSAMIENTO DE LOS MÚSCULOS QUE RECUBREN LA PARED ARTERIAL Y ESTRECHAMIENTO DE LAS ARTERIAS, SI UN COÁGULO DE SANGRE OBSTRUYE EL FLUJO SANGUÍNEO AL CORAZÓN O AL CEREBRO, PUEDE PRODUCIR UN ATAQUE AL CORAZÓN O UN ACCIDENTE CEREBROVASCULAR.

AGRANDAMIENTO DEL CORAZÓN, LA PRESIÓN ARTERIAL ALTA HACE TRABAJAR MÁS AL CORAZÓN, AL IGUAL QUE CUALQUIER OTRO MÚSCULO DEL CUERPO QUE SE SOMETA A EXCESO DE EJERCICIO, EL CORAZÓN AUMENTA DE TAMAÑO PARA PODER REALIZAR EL TRABAJO ADICIONAL, CUANTO MÁS GRANDE SEA EL CORAZÓN, MÁS SANGRE RICA EN OXÍGENO NECESITARÁ, PERO MENOS PODRÁ MANTENER UNA CIRCULACIÓN ADECUADA, A CONSECUENCIA DE ESTA SITUACIÓN LA PERSONA AFECTADA SE SENTIRÁ DÉBIL Y CANSADA, Y NO PODRÁ HACER EJERCICIO NI REALIZAR ACTIVIDADES FÍSICAS, SIN TRATAMIENTO, LA INSUFICIENCIA CARDÍACA SEGUIRÁ EMPEORANDO.

DAÑO RENAL, LA PRESIÓN ARTERIAL ALTA PROLONGADA PUEDE LESIONAR LOS RIÑONES SI EL RIEGO SANGUÍNEO DE ESTOS ÓRGANOS SE VE AFECTADO.

DAÑO OCULAR, EN LOS DIABÉTICOS, LA HIPERTENSIÓN PUEDE GENERAR RUPTURAS EN LOS PEQUEÑOS CAPILARES DE LA RETINA DEL OJO, OCASIONANDO DERRAMES, ESTE PROBLEMA SE DENOMINA «RETINOPATÍA» Y PUEDE CAUSAR CEGUERA.

FACTORES QUE CAUSAN HIPERTENSIÓN, ALREDEDOR DEL 90 AL 95 POR CIENTO DE TODOS LOS CASOS DE PRESIÓN ARTERIAL ALTA CONSTITUYEN LO QUE SE DENOMINA HIPERTENSIÓN PRIMARIA O ESENCIAL, ESTO SIGNIFICA QUE SE DESCONOCE LA VERDADERA CAUSA DE LA PRESIÓN ARTERIAL ALTA, PERO EXISTEN DIVERSOS FACTORES RELACIONADOS CON LA ENFERMEDAD, EL RIESGO DE SUFRIR DE HIPERTENSIÓN ES MAYOR SI LA PERSONA:

TIENE ANTECEDENTES FAMILIARES DE HIPERTENSIÓN.

ES AFROAMERICANA, LOS AFROAMERICANOS TIENEN UNA MAYOR INCIDENCIA DE HIPERTENSIÓN ARTERIAL QUE LOS BLANCOS, Y LA ENFERMEDAD SUELE APARECER A MENOR EDAD Y SER MÁS GRAVE.

ES HOMBRE, EN LAS MUJERES EL RIESGO ES MAYOR DESPUÉS DE LOS 55 AÑOS.

TIENE MÁS DE 60 AÑOS, LOS VASOS SANGUÍNEOS SE DEBILITAN CON LOS AÑOS Y PIERDEN SU ELASTICIDAD.

SE ENFRENTA A NIVELES ALTOS DE ESTRÉS, SEGÚN ALGUNOS ESTUDIOS, EL ESTRÉS, LA IRA, LA

HOSTILIDAD Y OTRAS CARACTERÍSTICAS DE LA PERSONALIDAD CONTRIBUYEN A LA HIPERTENSIÓN, PERO LOS RESULTADOS NO HAN SIDO SIEMPRE UNIFORMES, SIEMPRE EL RIESGO AUMENTARA:

SI SUFRE DE SOBREPESO U OBESIDAD,
SI USA PRODUCTOS DE TABACO, EL CIGARRILLO DAÑA LOS VASOS SANGUÍNEOS,

SI USA ANTICONCEPTIVOS ORALES, LAS MUJERES QUE FUMAN Y USAN ANTICONCEPTIVOS ORALES AUMENTAN CONSIDERABLEMENTE SU RIESGO,

SI LLEVA UNA ALIMENTACIÓN ALTA EN GRASAS SATURADAS, ALTA EN SODIO (SAL),

SI BEBE MÁS DE UNA CANTIDAD MODERADA DE ALCOHOL, SEGÚN LOS EXPERTOS, EL CONSUMO MODERADO ES UN PROMEDIO DE UNA O DOS BEBIDAS POR DÍA PARA LOS HOMBRES Y DE UNA BEBIDA POR DÍA PARA LAS MUJERES. UNA BEBIDA SE DEFINE COMO 1,5 ONZAS LÍQUIDAS (44 ML) DE BEBIDAS ESPIRITUOSAS DE UNA GRADUACIÓN ALCOHÓLICA DE 40° (80 PROOF), 1 ONZA LÍQUIDA (30 ML) DE BEBIDAS ESPIRITUOSAS DE UNA GRADUACIÓN ALCOHÓLICA DE 50° (100 PROOF), 4 ONZAS LÍQUIDAS (118 ML) DE VINO O 12 ONZAS LÍQUIDAS (355 ML) DE CERVEZA.

SI ES FÍSICAMENTE INACTIVA O ES DIABETICA.

LOS INVESTIGADORES HAN DESCUBIERTO ADEMÁS UN GEN QUE PARECE ASOCIARSE CON LA

PRESIÓN ARTERIAL ALTA, SI USTED PORTA ESTE GEN TIENE MÁS PROBABILIDADES DE SUFRIR PRESIÓN ARTERIAL ALTA, DE MODO QUE LE CONVIENE TOMARSE LA PRESIÓN CON FRECUENCIA Y ELIMINAR LA MAYOR CANTIDAD POSIBLE DE LOS DEMÁS FACTORES DE RIESGO QUE TENGA.

EL 5 A 10 POR CIENTO RESTANTE DE LOS PACIENTES CON PRESIÓN ARTERIAL ALTA SUFREN DE LO QUE SE DENOMINA HIPERTENSIÓN SECUNDARIA, ESTO SIGNIFICA QUE LA PRESIÓN ARTERIAL ALTA ES CAUSADA POR OTRA ENFERMEDAD O AFECCIÓN, MUCHOS CASOS DE HIPERTENSIÓN SECUNDARIA SON OCASIONADOS POR TRASTORNOS RENALES, LOS SIGUIENTES SON OTROS FACTORES QUE PUEDEN CAUSAR HIPERTENSIÓN SECUNDARIA:

ALTERACIONES DE LAS GLÁNDULAS PARATIROIDES.
ACROMEGALIA, QUE ES CUANDO LA GLÁNDULA PITUITARIA PRODUCE UN EXCESO DE HORMONA DEL CRECIMIENTO.
TUMORES EN LAS GLÁNDULAS SUPRARRENALES O PITUITARIA.
REACCIONES A MEDICAMENTOS RECETADOS PARA OTROS PROBLEMAS MÉDICOS O DE EMBARAZO.

LOS SÍNTOMAS COMUNES DE HIPERTENSIÓN, LA MAYORÍA DE LAS PERSONAS QUE SUFREN DE HIPERTENSIÓN NO PRESENTAN SÍNTOMAS, EN ALGUNOS CASOS, PUEDEN SENTIRSE

PALPITACIONES EN LA CABEZA O EL PECHO, MAREOS Y OTROS SÍNTOMAS FÍSICOS, CUANDO NO HAY SÍNTOMAS DE ADVERTENCIA PUEDE PASAR DESAPERCIBIDA DURANTE MUCHOS AÑOS.

LOS MEDICOS TAMBIÉN PUEDEN UTILIZAR UN APARATO DENOMINADO «OFTALMOSCOPIO» PARA EXAMINAR LOS VASOS SANGUÍNEOS DE LOS OJOS Y DETERMINAR SI HA HABIDO ALGÚN ENGROSAMIENTO, ESTRECHAMIENTO O RUPTURA, LO CUAL PUEDE SER UN INDICIO DE PRESIÓN ARTERIAL ALTA, EMPLEARÁ ADEMÁS UN ESTETOSCOPIO PARA ESCUCHAR EL SONIDO DEL CORAZÓN Y DEL FLUJO SANGUÍNEO POR LAS ARTERIAS, Y EN ALGUNOS CASOS PUEDE SER NECESARIO REALIZAR UNA RADIOGRAFÍA DE TÓRAX Y UN ELECTROCARDIOGRAMA, LA MAYORÍA DE LOS MÉDICOS NO HACEN UN DIAGNÓSTICO DEFINITIVO DE HIPERTENSIÓN HASTA NO HABER MEDIDO LA PRESIÓN ARTERIAL VARIAS VECES (UN MÍNIMO DE 2 LECTURAS EN 3 DÍAS DIFERENTES), ALGUNOS MÉDICOS LES PIDEN A SUS PACIENTES QUE UTILICEN UN APARATO PORTÁTIL QUE MIDE LA PRESIÓN ARTERIAL DURANTE VARIOS DÍAS SEGUIDOS, ESTE APARATO PUEDE AYUDAR AL MÉDICO A DETERMINAR SI UN PACIENTE SUFRE VERDADERAMENTE DE HIPERTENSIÓN O SOLO DE LO QUE SE DENOMINA «HIPERTENSIÓN DE CONSULTORIO», ES AQUELLA EN LA QUE LA PRESIÓN ARTERIAL DEL PACIENTE SE ELEVA DURANTE LA CONSULTA MÉDICA, PROBABLEMENTE A CAUSA DE ANSIEDAD Y ESTRÉS.

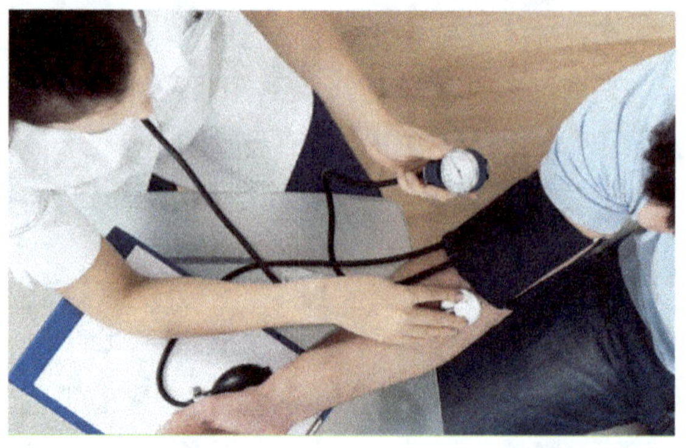

Corazón normal   Corazón hipertensivo

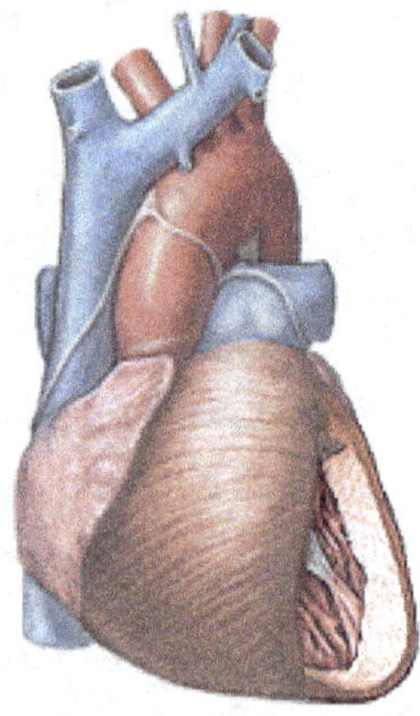
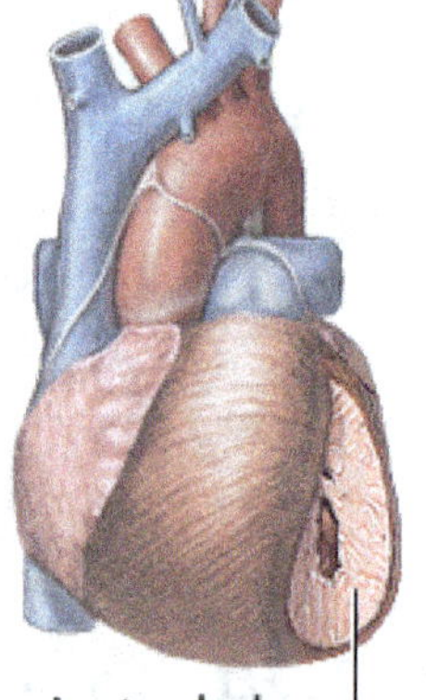

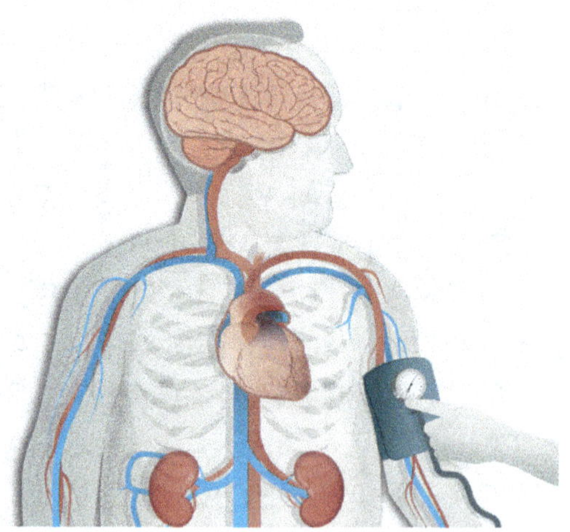

13.- PRESIÓN ARTERIAL ALTA Y VIDA SEXUAL

SI HABLAS SOBRE CUALQUIER PROBLEMA Y TRABAJAS EN COLABORACIÓN CON EL PROVEEDOR DE ATENCIÓN MÉDICA, PUEDES RECIBIR TRATAMIENTO PARA LA PRESIÓN ARTERIAL ALTA Y AUN ASÍ DISFRUTAR DE UNA VIDA SEXUAL SATISFACTORIA, SI TIENES PRESIÓN ARTERIAL ALTA, ES POCO PROBABLE QUE TENER RELACIONES SEXUALES CAUSE PROBLEMAS DE SALUD INMEDIATOS, COMO UN ATAQUE CARDÍACO, SIN EMBARGO, LA PRESIÓN ARTERIAL ALTA PUEDE AFECTAR TU SATISFACCIÓN CON LAS RELACIONES SEXUALES, SE HA DEMOSTRADO QUE EN LOS HOMBRES, HAY UNA VINCULACIÓN ENTRE ANTECEDENTES DE PRESIÓN ARTERIAL ALTA Y PROBLEMAS SEXUALES, EN EL CASO DE LAS MUJERES QUE TIENEN UNA MENOR SATISFACCIÓN SEXUAL, AÚN NO SE HA DEMOSTRADO QUE LA PRESIÓN ARTERIAL ALTA SEA LA CULPABLE.

DESAFÍOS PARA LOS HOMBRES, LA PRESIÓN ARTERIAL ALTA, CON FRECUENCIA, NO MANIFIESTA SÍNTOMAS, PERO CON EL TIEMPO LA PRESIÓN ARTERIAL ALTA DAÑA EL RECUBRIMIENTO DE LOS VASOS SANGUÍNEOS, TAMBIÉN HACE QUE LAS ARTERIAS SE ENDUREZCAN Y ESTRECHEN, AFECCIÓN QUE SE CONOCE COMO ATEROESCLEROSIS, LA AFECCIÓN LIMITA EL FLUJO DE SANGRE, ESTO SIGNIFICA QUE LLEGA MENOS SANGRE AL PENE, EN ALGUNOS HOMBRES, ESE MENOR FLUJO DE SANGRE HACE MÁS DIFÍCIL LOGRAR UNA ERECCIÓN Y MANTENERLA, ESTE

PROBLEMA ES BASTANTE FRECUENTE Y SE LLAMA **DISFUNCIÓN ERÉCTIL,** TENER DISFUNCIÓN ERÉCTIL, AUNQUE SEA UNA VEZ, PUEDE CAUSAR ANSIEDAD, EL MIEDO DE QUE ESTO PUEDA PASAR DE NUEVO PUEDE LLEVAR A LOS HOMBRES A QUE EVITEN LAS RELACIONES SEXUALES.

LA PRESIÓN ARTERIAL ALTA TAMBIÉN PUEDE AFECTAR LA EYACULACIÓN, ALGUNOS MEDICAMENTOS PARA LA PRESIÓN ARTERIAL PUEDEN DISMINUIR EL DESEO SEXUAL, LOS HOMBRES DEBEN CONSULTAR TODAS LAS DUDAS CON SU MÉDICO.

DIURÉTICOS, LOS DIURÉTICOS PUEDEN DISMINUIR EL FLUJO DE SANGRE AL PENE, LO QUE PUEDE DIFICULTAR TENER UNA ERECCIÓN, TAMBIÉN PUEDEN ELIMINAR EL ZINC DEL CUERPO, EL ZINC ES NECESARIO PARA PRODUCIR LA TESTOSTERONA, QUE ES UNA HORMONA SEXUAL.

BETABLOQUEADORES, ESTOS MEDICAMENTOS, ESPECIALMENTE LOS BETABLOQUEADORES MÁS ANTIGUOS COMO PROPRANOLOL (INDERAL LA, INNOPRAN XL), SE ASOCIAN A MENUDO CON PROBLEMAS SEXUALES.

TOMAR LOS MEDICAMENTOS EXACTAMENTE COMO SE RECETAN PUEDE AYUDAR A REDUCIR EL RIESGO DE TENER EFECTOS SECUNDARIOS, COMO PROBLEMAS SEXUALES, SI ESO NO FUNCIONA, HABLA CON EL PROVEEDOR DE ATENCIÓN MÉDICA SOBRE OTROS MEDICAMENTOS QUE PUEDAN TENER MENOS EFECTOS SECUNDARIOS.

SI ESTÁS PENSANDO USAR MEDICAMENTOS PARA AYUDAR CON LAS ERECCIONES, ES BUENA IDEA, CONSULTA PRIMERO AL MÉDICO, ESTOS MEDICAMENTOS INCLUYEN SILDENAFILO (REVATIO, VIAGRA), VARDENAFILO, AVANAFILO (STENDRA) Y TADALAFILO (ADCIRCA, CIALIS Y OTROS), LA FORMULACIÓN EN PASTILLA DE ESTOS MEDICAMENTOS SE CONSIDERA GENERALMENTE SEGURA PARA LOS HOMBRES CON PRESIÓN ARTERIAL ALTA QUE NO TIENEN OTROS PROBLEMAS DE SALUD, ESTOS MEDICAMENTOS ESTÁN CONTRAINDICADOS PARA HOMBRES CON ENFERMEDADES CARDÍACAS GRAVES, TAMPOCO SON APTOS PARA HOMBRES CON PRESIÓN ARTERIAL ALTA QUE TIENEN DIFICULTADES PARA ORINAR U OTROS PROBLEMAS DE LAS VÍAS URINARIAS, NO TOMES ESTOS MEDICAMENTOS CON NITRATOS, LOS CUALES SE USAN PARA TRATAR EL DOLOR EN EL PECHO, PUEDEN CAUSAR UNA DISMINUCIÓN PELIGROSA DE LA PRESIÓN ARTERIAL.

DESAFÍOS PARA LAS MUJERES, NO SE COMPRENDE BIEN CÓMO LA PRESIÓN ARTERIAL ALTA AFECTA A LAS MUJERES A NIVEL SEXUAL, SIN EMBARGO, ES POSIBLE QUE LA PRESIÓN ARTERIAL ALTA AFECTE LA VIDA SEXUAL DE LAS MUJERES, LA PRESIÓN ARTERIAL ALTA PUEDE REDUCIR EL FLUJO SANGUÍNEO A LA VAGINA, TAMBIÉN PUEDE DISMINUIR LOS NIVELES DE ÓXIDO NÍTRICO, LO CUAL AYUDA A RELAJAR LOS MÚSCULOS LISOS, EN ALGUNAS MUJERES, ESTO PUEDE CAUSAR LO SIGUIENTE:

DISMINUCIÓN DEL DESEO SEXUAL O DE LA EXCITACIÓN,

DIFICULTAD PARA TENER UN ORGASMO, SEQUEDAD VAGINAL, USAR LUBRICACIÓN Y APRENDER FORMAS DE MEJORAR LA EXCITACIÓN SEXUAL PUEDE AYUDAR, AL IGUAL QUE LOS HOMBRES, LAS MUJERES PUEDEN TENER ANSIEDAD Y DIFICULTADES EN LAS RELACIONES DEBIDO A PROBLEMAS SEXUALES, LAS MUJERES DEBEN HABLAR CON SUS MÉDICOS SI TIENEN ALGÚN PROBLEMA O INQUIETUD.

LOS EFECTOS SECUNDARIOS SEXUALES DE LOS MEDICAMENTOS PARA LA PRESIÓN ARTERIAL ALTA, ALGUNOS MEDICAMENTOS PARA LA PRESIÓN ARTERIAL ALTA PUEDEN AFECTAR EL DESEO SEXUAL O LA CALIDAD DE LA RELACIÓN SEXUAL.

VIVIR CON PRESIÓN ARTERIAL ALTA NO SIEMPRE SIGNIFICA RENUNCIAR A UNA BUENA VIDA SEXUAL, HABLAR ABIERTA Y SINCERAMENTE CON EL PROVEEDOR DE ATENCIÓN MÉDICA TE AYUDARA A CONTROLAR MEJOR TU TRATAMIENTO Y A SUPERAR LOS PROBLEMAS SEXUALES QUE PUEDEN CAUSAR LA PRESIÓN ARTERIAL ALTA.

PROMUEVE TU ESTADO DE SALUD EN GENERAL Y VIVE MEJOR, TENER UN ESTILO DE VIDA SALUDABLE PUEDE BAJAR LA PRESIÓN ARTERIAL, MANTENER EL CORAZÓN SANO PUEDE CON EL TIEMPO PREVENIR LA DISFUNCIÓN ERÉCTIL Y OTROS PROBLEMAS RELACIONADOS CON LAS RELACIONES SEXUALES, INTENTA ESTAS OPCIONES (OTRA VEZ) DE ESTILO

DE VIDA SALUDABLE: NO FUMES NI CONSUMAS TABACO, COME ALIMENTOS SALUDABLES, LIMITA LA CANTIDAD DE ALCOHOL QUE CONSUMES, REDUCE LA CANTIDAD DE SAL EN TU DIETA, HAZ EJERCICIO DE FORMA REGULAR, PIERDE EL EXCESO DE PESO.

UN CUERPO SANO Y EN FORMA PUEDE AUMENTAR TU CONFIANZA Y AYUDARTE A SENTIR MÁS ATRACTIVO, LO QUE PUEDE MEJORAR TU VIDA SEXUAL.

CÓMO TE SIENTES CON RESPECTO A TU PAREJA Y CUÁNDO TIENEN RELACIONES SEXUALES PUEDE AFECTAR TU RESPUESTA SEXUAL, PARA QUE LA RELACIÓN SEXUAL SEA MÁS SATISFACTORIA, HAY QUE TENERLA CUANDO TÚ Y TU PAREJA ESTÉN RELAJADOS, INTENTEN VARIAS MANERAS DE ESTAR CERCA FÍSICAMENTE, COMO DARSE MASAJES O UN BAÑO CÁLIDO, DÍGANSE EL UNO AL OTRO LO QUE DISFRUTAN SEXUALMENTE, HABLAR ABIERTAMENTE PUEDE SER LA MEJOR MANERA DE DISFRUTAR MÁS DE LA RELACIÓN SEXUAL, ADEMÁS, LOS ESTUDIOS HAN MOSTRADO QUE UNA VIDA SEXUAL SALUDABLE Y PLACENTERA ES BUENA PARA EL CORAZÓN.

EMERGENCIAS DE LA HIPERTENSIÓN, LA HIPERTENSIÓN ARTERIAL ES GENERALMENTE UNA AFECCIÓN CRÓNICA QUE CAUSA DAÑO PROGRESIVO EN EL TRANSCURSO DE LOS AÑOS, SIN EMBARGO, A VECES, LA PRESIÓN ARTERIAL AUMENTA DE MANERA TAN RÁPIDA Y GRAVE QUE SE CONVIERTE EN UNA EMERGENCIA MÉDICA QUE REQUIERE TRATAMIENTO INMEDIATO, A MENUDO CON HOSPITALIZACIÓN, EN

ESTAS SITUACIONES, LA HIPERTENSIÓN ARTERIAL PUEDE CAUSAR LO SIGUIENTE: CEGUERA, DOLOR EN EL PECHO, COMPLICACIONES EN EL EMBARAZO (PREECLAMPSIA O ECLAMPSIA), ATAQUE CARDÍACO, PÉRDIDA DE LA MEMORIA, CAMBIOS DE PERSONALIDAD, PROBLEMAS DE CONCENTRACIÓN, IRRITABILIDAD O PÉRDIDA PROGRESIVA DEL CONOCIMIENTO, DAÑO GRAVE EN LA ARTERIA PRINCIPAL DEL CUERPO (DISECCIÓN AÓRTICA), ACCIDENTE CEREBROVASCULAR, DETERIORO REPENTINO DEL BOMBEO DEL CORAZÓN, LO QUE LLEVA A QUE EL LÍQUIDO SE ACUMULE EN LOS PULMONES Y A LA FALTA DE ALIENTO (EDEMA PULMONAR), PÉRDIDA REPENTINA DE LA FUNCIÓN RENAL

QUE HACER EN UN AUMENTO BRUSCO DE LA PRESIÓN ARTERIAL:
UNA CRISIS HIPERTENSIVA ES AUMENTO REPENTINO Y GRAVE DE LA PRESIÓN ARTERIAL, LA PRESIÓN ARTERIAL ES DE 180/120 MILÍMETROS DE MERCURIO (MM HG) O SUPERIOR,
UNA CRISIS HIPERTENSIVA ES UNA EMERGENCIA MÉDICA, PUEDE PROVOCAR UN ATAQUE CARDÍACO, UN ACCIDENTE CEREBROVASCULAR U OTRAS AFECCIONES QUE PONEN EN RIESGO LA VIDA, UNA PRESIÓN ARTERIAL MUY ALTA PUEDE DAÑAR LOS VASOS SANGUÍNEOS Y LOS ÓRGANOS DEL CUERPO, COMO EL CORAZÓN, EL CEREBRO, LOS RIÑONES Y LOS OJOS, DURANTE UNA CRISIS HIPERTENSIVA, EL CORAZÓN PUEDE NO SER CAPAZ DE BOMBEAR LA SANGRE CON EFICACIA, LAS CRISIS HIPERTENSIVAS SE AGRUPAN EN DOS CATEGORÍAS.

CRISIS HIPERTENSIVA DE URGENCIA, LA PRESIÓN ARTERIAL ES DE 180/120 MM HG O SUPERIOR, NO HAY SIGNOS DE DAÑO EN LOS ÓRGANOS.

CRISIS HIPERTENSIVA DE EMERGENCIA, LA PRESIÓN ARTERIAL ES DE 180/120 MM HG O SUPERIOR, HAY DAÑOS EN LOS ÓRGANOS DEL CUERPO QUE PONEN EN RIESGO LA VIDA.

POSIBLES CAUSAS DE UNA CRISIS HIPERTENSIVA:

OLVIDAR TOMAR EL MEDICAMENTO PARA LA PRESIÓN ARTERIAL,

DEJAR DE TOMAR REPENTINAMENTE CIERTOS MEDICAMENTOS PARA EL CORAZÓN, COMO LOS BETABLOQUEADORES,

INTERACCIONES DE LOS MEDICAMENTOS, TUMOR DE GLÁNDULA SUPRARRENAL (FEOCROMOCITOMA)

POSIBLES SÍNTOMAS DE CRISIS HIPERTENSIVA: ANSIEDAD, VISIÓN BORROSA, DOLOR EN EL PECHO, DESORIENTACIÓN, NÁUSEAS Y VÓMITOS, NO RESPONDER A LA ESTIMULACIÓN (FALTA DE RESPUESTA), CONVULSIONES, DOLOR DE CABEZA INTENSO, FALTA DE AIRE

SI TE MIDES LA PRESIÓN ARTERIAL EN CASA Y EL VALOR ES MUY ALTO, PERO NO TIENES NINGÚN SÍNTOMA, RELÁJATE DURANTE UNOS MINUTOS, LUEGO, VUELVE A CONTROLAR TU PRESIÓN ARTERIAL, SI SIGUE SIENDO MUY ALTA, BUSCA ATENCIÓN MÉDICA, LLAMA AL 911 O A LOS

SERVICIOS MÉDICOS DE URGENCIA SI TU PRESIÓN ARTERIAL ES 180/120 MM HG O SUPERIOR Y TIENES DOLOR EN EL PECHO, FALTA DE AIRE O SÍNTOMAS DE ACCIDENTE CEREBROVASCULAR, (LOS SÍNTOMAS DE ACCIDENTE CEREBROVASCULAR INCLUYEN ENTUMECIMIENTO U HORMIGUEO, DIFICULTAD PARA HABLAR O CAMBIOS EN LA VISIÓN.

EL TRATAMIENTO DE UNA CRISIS HIPERTENSIVA PUEDE INCLUIR UNA HOSPITALIZACIÓN PARA CONTROLAR SI HAY DAÑOS EN LOS ÓRGANOS VITALES, LOS MEDICAMENTOS PARA DISMINUIR LA PRESIÓN ARTERIAL SE PUEDEN ADMINISTRAN POR VÍA ORAL O INTRAVENOSA.

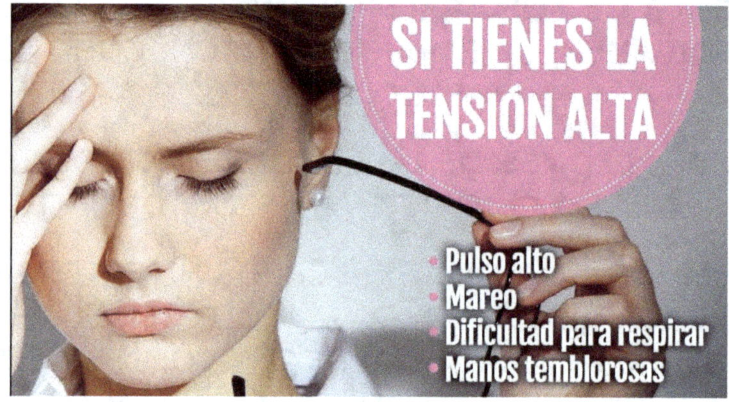

SÍNTOMAS

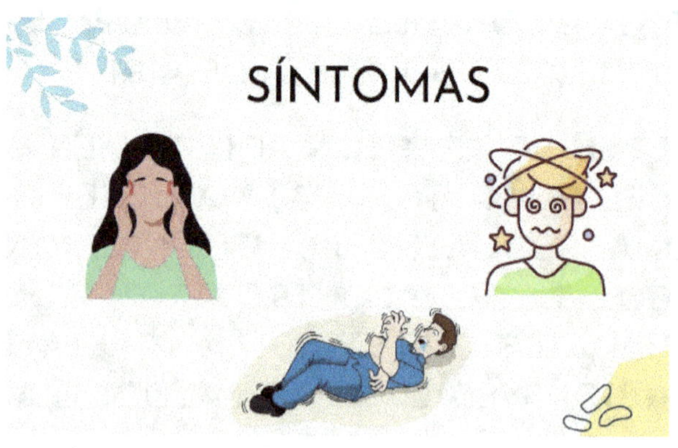

14.-FALTA DE SUEÑO Y PRESIÓN ARTERIAL

POSIBLEMENTE, LOS EXPERTOS EN SUEÑO RECOMIENDAN QUE LOS ADULTOS DUERMAN DE 7 A 8 HORAS CADA NOCHE, SE SABE QUE DORMIR MENOS DE SEIS HORAS ES MALO PARA LA SALUD EN GENERAL, EL ESTRÉS, EL DESFASE HORARIO, EL TRABAJO POR TURNOS Y OTRAS ALTERACIONES DEL SUEÑO HACEN QUE SEA MÁS PROBABLE DESARROLLAR ENFERMEDADES CARDÍACAS Y FACTORES DE RIESGO DE ESTAS, INCLUIDOS LA OBESIDAD Y LA DIABETES, LA FALTA DE SUEÑO REGULAR PUEDE PROVOCAR PRESIÓN ARTERIAL ALTA (HIPERTENSIÓN ARTERIAL) EN NIÑOS Y EN ADULTOS, CUANTO MENOS DUERMAS, ES POSIBLE QUE AUMENTE MÁS TU PRESIÓN ARTERIAL, LAS PERSONAS QUE DUERMEN SEIS HORAS O MENOS PUEDEN TENER AUMENTOS MÁS PRONUNCIADOS DE LA PRESIÓN ARTERIAL, SI YA TIENES PRESIÓN ARTERIAL ALTA, NO DORMIR BIEN PUEDE EMPEORAR LA SITUACIÓN, SE CREE QUE EL SUEÑO AYUDA AL CUERPO A CONTROLAR LAS HORMONAS NECESARIAS PARA CONTROLAR EL ESTRÉS Y EL METABOLISMO, CON EL TIEMPO, LA FALTA DE SUEÑO PUEDE PROVOCAR CAMBIOS HORMONALES, LOS CAMBIOS HORMONALES PUEDEN GENERAR PRESIÓN ARTERIAL ALTA Y OTROS FACTORES DE RIESGO DE ENFERMEDADES CARDÍACAS, NO INTENTES DORMIR MUCHO PARA COMPENSAR LA FALTA DE SUEÑO, AUNQUE NO ES TAN MALO COMO DORMIR POCO, DORMIR DEMASIADO PUEDE PROVOCAR UN AUMENTO EN EL NIVEL DE GLUCOSA EN LA SANGRE

Y EN EL PESO, LO QUE PUEDE AFECTAR LA SALUD DEL CORAZÓN, HABLA CON TU PROVEEDOR DE ATENCIÓN MÉDICA PARA QUE TE DÉ CONSEJOS SOBRE CÓMO DORMIR MEJOR, ESPECIALMENTE SI TIENES PRESIÓN ARTERIAL ALTA, UNA CAUSA POSIBLE Y TRATABLE DE LA PRESIÓN ARTERIAL ALTA CAUSADA POR FALTA DE SUEÑO ES LA APNEA OBSTRUCTIVA DEL SUEÑO, ESTE TRASTORNO DEL SUEÑO HACE QUE LA RESPIRACIÓN SE DETENGA Y SE REANUDE REPETIDAMENTE DURANTE EL SUEÑO, SI TE SIENTES CANSADO INCLUSO DESPUÉS DE DORMIR TODA LA NOCHE, HABLA CON TU SERVICIO MÉDICO ESPECIALMENTE SI RONCAS, LA APNEA OBSTRUCTIVA DEL SUEÑO PUEDE SER LA CAUSA, LA APNEA OBSTRUCTIVA DEL SUEÑO PUEDE AUMENTAR EL RIESGO DE TENER PRESIÓN ARTERIAL ALTA Y OTROS PROBLEMAS DEL CORAZÓN.

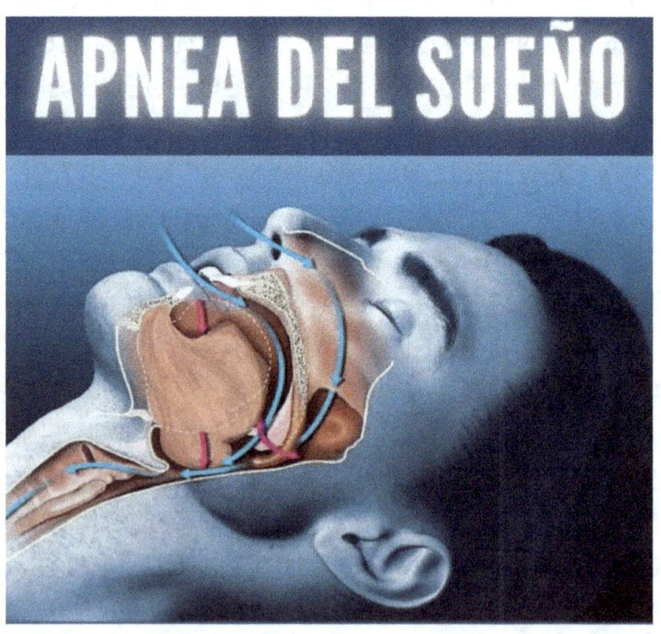

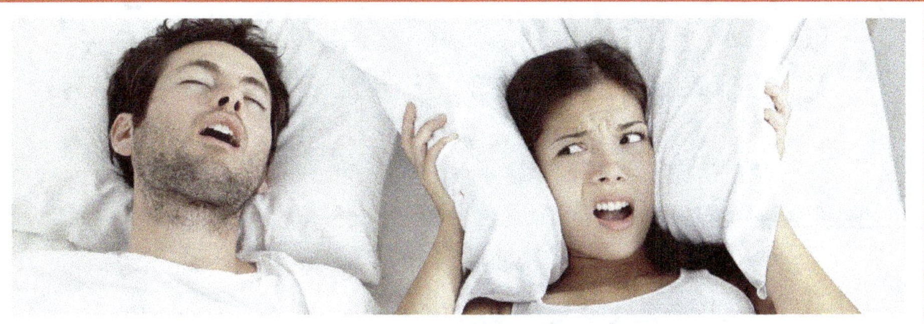

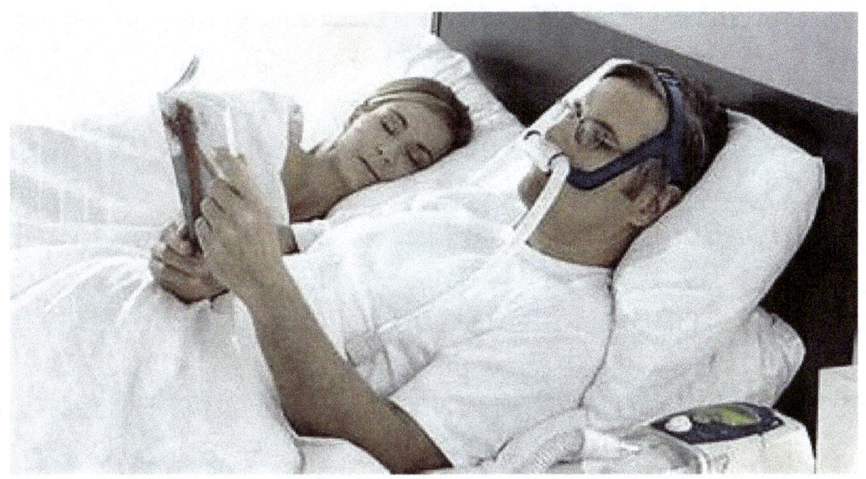

¿QUÉ CONSECUENCIAS TIENE LA APNEA DEL SUEÑO NO TRATADA?

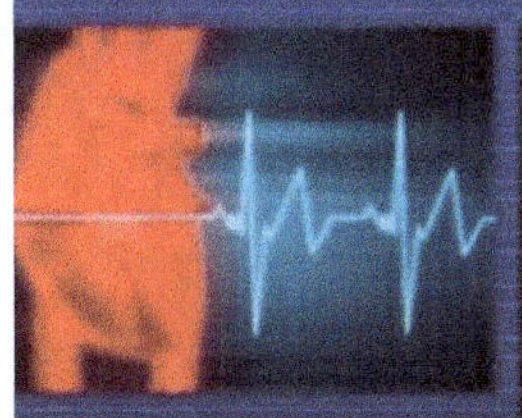

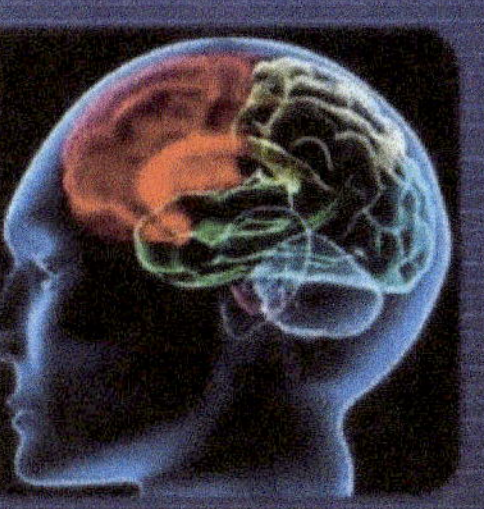

15.-ALIMENTOS QUE BAJAN PRESION ARTERIAL ALTA Y CUIDAN DEL CORAZÓN

ACEITE DE OLIVA, GRAN JOYA DE LA GASTRONOMÍA EN CUESTIONES DE SALUD PARA NUESTRO ORGANISMO, SI SUFRES DE HIPERTENSIÓN TIENES QUE SABER QUE EL ACEITE DE OLIVA ES CAPAZ DE REDUCIR LA PRESIÓN ARTERIAL, UN FACTOR DE RIESGO CLAVE PARA LAS ENFERMEDADES CARDIOVASCULARES, ESTUDIOS HAN RELACIONADO EL ACEITE DE OLIVA EXTRA-VIRGEN, RICO EN COMPUESTOS VEGETALES SALUDABLES, CON NIVELES DE PRESIÓN ARTERIAL SISTÓLICA REDUCIDOS, ASÍ COMO OTROS FACTORES DE RIESGO DE ENFERMEDADES CARDÍACAS, NO DEJA DE SER ALTO EN CALORÍAS (120 CALORÍAS POR CUCHARADA), ÚSALO EN LUGAR DE MANTEQUILLA U OTRAS GRASAS MENOS SALUDABLES.

AGUA DE COCO, EL AGUA DE COCO ES UNA VERDADERA MARAVILLA, TIENE LA CAPACIDAD DE HIDRATAR, LIMPIAR Y DESINTOXICAR NUESTRO ORGANISMO, PERO, ADEMÁS, ES UNO DE LOS REMEDIOS NATURALES MÁS POTENTES PARA LUCHAR CONTRA LA HIPERTENSIÓN POR SU ALTO CONTENIDO EN POTASIO, UN MINERAL QUE AYUDA A RELAJAR LAS ARTERIAS Y AUMENTA LA ELIMINACIÓN DE SODIO POR LA ORINA, MEJORANDO LA CIRCULACIÓN DE SANGRE Y BAJANDO LA PRESIÓN ALTA Y QUE DISMINUYE EL RIESGO DE PADECER ENFERMEDADES CARDÍACA, EL AGUA DE

COCO DEBE SER CONSUMIDA JUNTO A LAS COMIDAS Y LA CANTIDAD MÁXIMA RECOMENDADA ES DE 3 VASOS DE AGUA DE COCO POR DÍA, LAS PERSONAS DIABÉTICAS DEBEN CONSUMIR SOLAMENTE 1 VASO DE ESTA BEBIDA POR DÍA, PARA EVITAR EL AUMENTO DE LOS NIVELES DE GLUCOSA EN SANGRE, PERSONAS CON PROBLEMAS RENALES PUEDEN CONSUMIR AGUA DE COCO SOLO BAJO INDICACIÓN MÉDICA.

PESCADO GRASO, EL PESCADO AZUL O GRASO, COMO EL SALMÓN, ES UN ALIMENTO EXCELENTE PARA REDUCIR LA TENSIÓN ARTERIAL, SEGÚN MUCHOS ESTUDIOS, COMER PESCADOS GRASOS AL MENOS TRES VECES A LA SEMANA TE PUEDE AYUDAR DE FORMA VITAL A REDUCIR DE FORMA SIGNIFICATIVA LA HIPERTENSIÓN POR ALTO CONTENIDO EN OMEGA 3.

HUEVO, LA CLARA DEL HUEVO CONTIENE UN PÉPTIDO QUE ES CAPAZ DE REDUCIR LA TENSIÓN ARTERIAL, SI NOS PONEMOS TÉCNICOS, ESTE PÉPTIDO, QUE ES UNO O MÁS AMINOÁCIDOS UNIDOS POR ENLACES QUÍMICOS, INHIBE O BLOQUEA LA ACCIÓN DE LA ENZIMA CONVERSORA DE LA ANGIOTENSINA, QUE ES EL OBJETIVO DE LA MAYORÍA DE LOS TRATAMIENTOS CONTRA LA HIPERTENSIÓN.

TÉ VERDE, POR SER UNA BEBIDA RICA EN CATEQUINAS Y FLAVONOIDES, COMPUESTOS BIOACTIVOS CON POTENTE ACCIÓN ANTIOXIDANTE,

EL TÉ VERDE PROMUEVE LA SALUD DE LAS ARTERIAS Y EL RELAJAMIENTO DE LOS VASOS SANGUÍNEOS, AYUDANDO A DISMINUIR LA PRESIÓN ALTA, EL CONSUMO MÁXIMO RECOMENDADO DE TÉ VERDE PARA LAS PERSONAS CON PRESIÓN ALTA ES DE 3 TAZAS DE TÉ POR DÍA, QUE PUEDE SER INGERIDO ANTES O DESPUÉS DE LAS COMIDAS, EL CONSUMO EXCESIVO DE ESTE TÉ PUEDE CAUSAR NÁUSEAS, INSOMNIO, ARDOR EN EL ESTÓMAGO, VÓMITOS Y ALTERACIONES CARDÍACAS, EL TÉ VERDE NO DEBE SER CONSUMIDO POR PERSONAS QUE TIENEN PROBLEMAS EN LAS TIROIDES, RIÑONES, HÍGADO O PADECEN DE ANEMIA, GASTRITIS, ÚLCERA E INSOMNIO, DE LA MISMA MANERA, LOS NIÑOS, EMBARAZADAS O MUJERES QUE ESTÁN EN PERIODO DE LACTANCIA NO DEBEN BEBER ESTE TÉ.

YOGURT, EL YOGURT ES RICO EN CALCIO, UN MINERAL FUNDAMENTAL QUE ES NECESARIO PARA LA CONTRACCIÓN Y RELAJAMIENTO DE LOS MÚSCULOS DEL CORAZÓN, AYUDANDO A BAJAR LA PRESIÓN ARTERIAL ALTA, ADEMÁS DE ESO, EL YOGURT TAMBIÉN CONTIENE BUENAS CANTIDADES DE POTASIO, UN MINERAL QUE CONTRIBUYE EN LA ELIMINACIÓN DEL EXCESO DE SODIO EN EL ORGANISMO A TRAVÉS DE LA ORINA, CONTROLANDO ASÍ LA PRESIÓN ARTERIAL, COMER 2 O MÁS PORCIONES DE YOGURT A LA SEMANA SE RELACIONA CON 17% MENOS DE RIESGO DE SER DIAGNOSTICADOS CON ENFERMEDADES CARDIOVASCULARES EN EL CASO DE LAS MUJERES Y

UN 21% MENOR RIESGO EN EL CASO DE LOS HOMBRES, EN COMPARACIÓN CON AQUELLOS QUE LO COMIERON MENOS DE UNA VEZ AL MES, LOS INVESTIGADORES SEÑALARON QUE EL CALCIO NO SOLO CONTRIBUYE A LOS BENEFICIOS DEL YOGURT PARA EL CORAZÓN, SINO TAMBIÉN PARA LAS BACTERIAS DE LA FERMENTACIÓN, ELIGE YOGURT NATURAL EN LUGAR DE ENDULZADO Y AGREGA FRUTA PARA DARLE DULZURA SI GUSTAS, EL YOGURT, DE PREFERENCIA NATURAL, DESCREMADO Y SIN AZÚCAR, PUEDE SER CONSUMIDO EN EL DESAYUNO O EN LA MERIENDA, JUNTO CON FRUTAS O CEREALES O FRUTOS SECOS, EL YOGURT NO ES INDICADO PARA LAS PERSONAS CON INTOLERANCIA A LA LACTOSA, LAS PERSONAS CON PROBLEMAS RENALES SOLO DEBEN CONSUMIR EL YOGURT BAJO RECOMENDACIÓN DE UN MÉDICO O NUTRICIONISTA.

UVA, LA UVA, ESPECIALMENTE LA ROJA, ES RICA EN RESVERATROL, TANINOS Y FLAVONOIDES, QUE SON COMPUESTOS BIOACTIVOS CON ACCIÓN ANTIOXIDANTE E ANTIINFLAMATORIA, QUE MEJORAN LAS FUNCIONES Y AYUDAN A RELAJAR LOS VASOS SANGUÍNEOS, FACILITANDO LA CIRCULACIÓN DE LA SANGRE Y BAJANDO LA PRESIÓN ALTA, SE PUEDEN INGERIR HASTA 10 UVAS CON PIEL POR DÍA EN SU FORMA NATURAL, TAMBIÉN, ESTA FRUTA PUEDE SER ADICIONADA EN PREPARACIONES, COMO JUGOS NATURALES, YOGURES, ENSALADAS Y SALSAS, LA UVA ES UNA FRUTA CON UN ÍNDICE GLUCÉMICO MEDIO, Y ES

POR ESO, QUE DEBE SER CONSUMIDA CON MODERACIÓN POR DIABÉTICOS, LAS PERSONAS CON PROBLEMAS RENALES SOLO DEBEN CONSUMIR LA UVA BAJO ORIENTACIÓN MÉDICA O POR UN NUTRICIONISTA, PUES ESTA FRUTA TIENE BUENAS CANTIDADES DE POTASIO.

CANELA, ESTE RICO CONDIMENTO AROMÁTICO, TAN USADO EN LAS COCINAS ORIENTALES, ES ADEMÁS UNA BUENA AYUDA PARA CONTROLAR LOS NIVELES DE AZÚCAR EN SANGRE, SI SUFRES UNA GLUCEMIA ALTA TE PUEDE PROVOCAR INFLAMACIONES QUE INFLUYEN EN EL MAL FUNCIONAMIENTO DEL SISTEMA VASCULAR Y CIRCULATORIO, POR TANTO, HARÁS MUY BIEN SI USAS CANELA EN TUS PLATOS.

CIRUELA PASA, LA CIRUELA PASA ES UNA FRUTA RICA EN POTASIO, YA QUE CADA 100 G DE ESTA FRUTA CONTIENE 830 MG DE ESTE MINERAL, EL CUAL AYUDA A REMOVER EL EXCESO DE SODIO DEL ORGANISMO, BAJANDO LA PRESIÓN ALTA Y EVITANDO COMPLICACIONES, COMO DERRAME CEREBRAL O ARRITMIA, PARA PODER APROVECHAR LOS BENEFICIOS DE LA CIRUELA PASA SE DEBE CONSUMIR UNA CANTIDAD DE 40 GR POR DÍA, QUE EQUIVALE 4-5 PASAS, APORTANDO 96 KCAL, COMO EL DESAYUNO, MERIENDA, ALMUERZO O CENA, LA CIRUELA EN PASA DEBE SER CONSUMIDA DE MANERA MODERADA POR PERSONAS CON EXCESO DE PESO O DIABÉTICOS, YA QUE ESTA FRUTA POSEE MÁS CALORÍAS Y AZÚCARES QUE LA CIRUELA

FRESCA, LAS PERSONAS CON PROBLEMAS RENALES SOLO DEBEN CONSUMIR LA CIRUELA PASA BAJO ORIENTACIÓN DE UN MÉDICO O NUTRICIONISTA, ADEMÁS DE ESO, LA INGESTA EXCESIVA DE CIRUELA EN PASA PUEDE CAUSAR DIARREA, BARRIGA HINCHADA Y GASES.

JENGIBRE, EL JENGIBRE ES UNA RAÍZ RICA EN GINGEROL, ZINGERONA Y CURCUMENO, QUE SON COMPUESTOS BIOACTIVOS CON PROPIEDADES ANTIOXIDANTES Y ANTIINFLAMATORIAS, QUE PROMUEVEN EL RELAJAMIENTO DE LAS ARTERIAS, ADEMÁS DE MEJORAR LA CIRCULACIÓN DE LA SANGRE, AYUDANDO A BAJAR LA PRESIÓN ALTA, LA INGESTA DIARIA RECOMENDADA DE JENGIBRE ES DE HASTA 5 G POR DÍA, PUDIENDO SER CONSUMIDO FRESCO O DESHIDRATADO, EN TÉS O JUGOS, EL JENGIBRE TAMBIÉN PUEDE SER USADO COMO ADEREZO EN SOPAS, YOGUR, ENSALADAS O GUISOS, LA INGESTA EXCESIVA DE JENGIBRE PUEDE CAUSAR DOLOR DE ESTÓMAGO, ALTERACIONES EN LOS LATIDOS DEL CORAZÓN Y DIARREA, ESTA RAÍZ NO DEBE SER CONSUMIDA POR PERSONAS QUE TIENEN PIEDRAS EN LA VESÍCULA, ENFERMEDADES HEMORRÁGICAS O QUE ESTÉN USANDO MEDICAMENTOS ANTICOAGULANTES, LAS PERSONAS QUE USAN MEDICAMENTOS PARA LA PRESIÓN ALTA Y LA DIABETES, DEBEN CONSUMIR EL JENGIBRE SOLAMENTE BAJO ORIENTACIÓN DEL MÉDICO, ADEMÁS DE ESO, EL CONSUMO MÁXIMO DE JENGIBRE DURANTE EL EMBARAZO DEBE SER DE HASTA 1 G POR DÍA Y POR UN INTERVALO MÁXIMO

DE 3 DÍAS CONSECUTIVOS, SIN EMBARGO, EL JENGIBRE NO DEBE SER CONSUMIDO CUANDO LA MADRE YA ESTÁ CERCA DEL TRABAJO DE PARTO, PORQUE PUEDE AUMENTAR EL RIESGO DE HEMORRAGIAS.

PERA, LA PERA ES UNA FRUTA QUE, JUNTO A LA MANZANA, NOS AYUDA A LUCHAR CONTRA LA TENSIÓN ALTA, YA QUE AMBAS SON ALIMENTOS RICOS EN FLAVONOIDES, UN NUTRIENTE QUE ES ANTIOXIDANTE Y ANTIINFLAMATORIO Y QUE SE SUELE ENCONTRAR DE FORMA NATURAL EN FRUTAS, VERDURAS Y LOS ALIMENTOS DE ORIGEN VEGETAL.

EL AJO, UNO DE LOS ALIMENTOS CON MÁS CUALIDADES QUE PODEMOS AÑADIR A NUESTRA DIETA DIARIA, DISMINUYE LA PRESIÓN ARTERIAL ALTA DEBIDO A QUE EJERCE UN EFECTO HIPOTENSOR Y FAVORECE LA CIRCULACIÓN DE LA SANGRE POR CAUSAR UN EFECTO VASODILATADOR, DE LOS VASOS CAPILARES Y LAS ARTERIAS, EVITA LA FORMACIÓN DE TROMBOS DEBIDO A QUE INHIBE LA AGREGACIÓN PLAQUETARIA PARA LUCHAR CONTRA LA HIPERTENSIÓN ES DE GRAN AYUDA, SI SUFRES DE TENSIÓN ALTA, NO TE OLVIDES DE ESTA PEQUEÑA MARAVILLA CULINARIA, PARA APROVECHAR SUS BENEFICIOS SE RECOMIENDA CONSUMIR 1 DIENTE DE AJO FRESCO CRUDO POR DÍA, EL AJO DEBE CONSUMIRSE TRITURADO, PARTIDO, CORTADO O AMASADO, DEBIENDO DEJARLO REPOSAR DURANTE 10 MINUTOS ANTES DE UTILIZARLO, EL AJO PUEDE SER

UTILIZADO PARA SAZONAR CARNES, PASTAS, ENSALADAS Y PREPARAR SALSAS Y PATÉS, ADEMÁS DE ESTO, TAMBIÉN SE PUEDE PREPARAR EN FORMA DE TÉ O COMO AGUA DE AJO PARA OBTENER SUS BENEFICIOS DE DISMINUIR EL COLESTEROL Y PROTEGER EL CORAZÓN, EL CONSUMO EXCESIVO DE AJO PUEDE CAUSAR PROBLEMAS DIGESTIVOS, CÓLICOS, GASES, VÓMITOS, DIARREA, DOLOR DE CABEZA Y MAREOS, EL CONSUMO DE AJO CRUDO COMO REMEDIO NATURAL ESTÁ CONTRAINDICADO PARA RECIÉN NACIDOS, DURANTE LA CICATRIZACIÓN EN EL POSTOPERATORIO DE CIRUGÍAS, EN PERSONAS QUE SUFRAN DE PRESIÓN BAJA, DOLOR EN EL ESTÓMAGO, HEMORRAGIAS Y EN INDIVIDUOS QUE UTILICEN MEDICAMENTOS PARA FLUIDIFICAR LA SANGRE.

LENTEJAS, APARTE DE SER MUY RICAS Y DE SER IDEALES PARA CUANDO APRIETA EL FRÍO, TAMBIÉN SON UNAS GRANDES ALIADAS PARA LUCHAR CONTRA LA HIPERTENSIÓN, TODO SE DEBE A SU ALTO CONTENIDO EN FIBRA Y EN QUE TAMBIÉN LO SON EN OTROS NUTRIENTES IMPORTANTES COMO EL POTASIO Y EL MAGNESIO, QUE TAMBIÉN AYUDAN A MEJORAR LA PRESIÓN ARTERIAL.

CEBOLLA, A LA CEBOLLA LE SUCEDE ALGO PARECIDO AL AJO, Y ES QUE ES UN ALIMENTO QUE AYUDA A LA DILATACIÓN DE LOS VASOS SANGUÍNEOS Y LA BUENA CIRCULACIÓN, YA SABÍAMOS QUE ERA UN ALIMENTO MUY IMPORTANTE DENTRO DE NUESTRA GASTRONOMÍA, CON MUCHAS

CUALIDADES Y BENEFICIOS PARA NUESTRA SALUD, PERO SI ERES HIPERTENSO ES IMPRESCINDIBLE QUE CONSUMAS AL MENOS UNA CEBOLLA POR DÍA, TE AYUDARÁ, ADEMÁS, UN ESTUDIO HA DEMOSTRADO QUE LA CEBOLLA REDUCE EL RIESGO DE CÁNCER DE INTESTINO UN 79%.

LOS ARÁNDANOS O ARÁNDANOS AZULES, SON MUY BUENOS Y, SEGÚN ALGUNOS ESTUDIOS, NOS AYUDAN A REDUCIR EL RIESGO DE HIPERTENSIÓN EN MAS DE UN DIEZ POR CIENTO, EL MOTIVO ES QUE SON RICOS EN ANTOCIANINAS, UN TIPO DE FLAVONOIDES CON PROPIEDADES PARA PROTEGER NUESTRO CORAZÓN, UNA FRUTA QUE ES UNA VERDADERA JOYA POR MUCHAS RAZONES, LOS ARÁNDANOS CONTIENEN GRANDES CANTIDADES DE FITOQUÍMICOS CON PROPIEDADES ANTIOXIDANTES Y ANTIHIPERTENSIVAS QUE ACTÚAN MEJORANDO LA FUNCIÓN DEL ENDOTELIO, CÉLULAS QUE RECUBREN LA SUPERFICIE INTERIOR DE LOS VASOS SANGUÍNEOS, AYUDANDO ASÍ A REGULAR EL FLUJO SANGUÍNEO Y A CONTROLAR LA PRESIÓN ARTERIAL, ADEMÁS DE PREVENIR EL DESARROLLO DE LA HIPERTENSIÓN, PARA PODER OBTENER SUS BENEFICIOS, LA RECOMENDACIÓN DE CONSUMO DE ARÁNDANOS FRESCOS AZULES ES ENTRE 60 A 120 GRAMOS POR DÍA, QUE EQUIVALE A 2/3 A 1/2 TAZA, ESTA FRUTA PUEDE CONSUMIRSE ENTERA, EN JUGO, ADICIONADA AL YOGUR O SE PUEDE UTILIZAR PARA PREPARAR PASTELES Y PANQUEQUES O PARA PREPARARSE UN TÉ CON SUS HOJAS O EL FRUTO, GRACIAS A SU CONTENIDO EN

VITAMINA K, ESTA FRUTA NO ES RECOMENDADA EN PERSONAS QUE TOMAN ANTICOAGULANTES, POR LO QUE ES RECOMENDABLE QUE CONSULTEN UN MÉDICO ANTES DE CONSUMIR ARÁNDANO, POR TENER EFECTO HIPOGLUCEMIANTE, LOS ARÁNDANOS NO ESTÁN INDICADOS PARA LAS PERSONAS QUE SUFREN DE HIPOGLUCEMIA.

KIWI, EL KIWI TIENE UN ALTO PODER DIURÉTICO Y, SEGÚN LA ASOCIACIÓN AMERICANA DEL CORAZÓN, TOMAR TRES KIWIS AL DÍA TE AYUDA A REDUCIR LA HIPERTENSIÓN, LA CLAVE, ADEMÁS DE QUE ES DIURÉTICO, ES UNA FRUTA RICA EN FIBRA Y APORTA ANTIOXIDANTES COMO LA LUTEÍNA QUE SE ENCARGAN DE CUIDAR TUS ARTERIAS.

PISTACHO, UN FRUTO SECO MUY RECOMENDADO POR SUS MÚLTIPLES PROPIEDADES, PUES BIEN, TAN BIEN ES EFECTIVO PARA LUCHAR LA TENSIÓN ALTA, YA QUE SI TOMAS UN PUÑADO DE PISTACHOS DE FORMA DIARIA PUEDES AYUDAS A REDUCIR LA PRESIÓN ARTERIAL DE TU ORGANISMO, TODO ELLO GRACIAS A QUE TIENEN UN ALTO CONTENIDO EN MINERALES COMO EL POTASIO Y EL MAGNESIO.

LA GRANADA, ES UNA FRUTA RICA EN FLAVONOIDES, QUERCETINA Y TANINOS, COMPUESTOS CON PROPIEDADES ANTIOXIDANTES QUE PREVIENEN INFLAMACIONES Y PROMUEVEN EL RELAJAMIENTO DE LOS VASOS SANGUÍNEOS, AYUDANDO A BAJAR LA PRESIÓN ALTA, PARA OBTENER LOS BENEFICIOS DE LA

GRANADA, ESTA FRUTA PUEDE SER CONSUMIDA AL NATURAL, DURANTE EL DESAYUNO, MERIENDAS O COMO POSTRE, PUDIENDO SER ADICIONADA EN JUGOS, TÉS, YOGURES O ENSALADAS, EL CONSUMO EXCESIVO DE LA CÁSCARA O TALLO DE LA GRANADA PUEDE SER TÓXICO, PROVOCANDO SÍNTOMAS COMO NÁUSEAS, VÓMITOS O INTOXICACIÓN GRAVE, PUDIENDO LLEVAR A LA MUERTE, LA GRANADA NO ES INDICADA EN NIÑOS MENORES DE 2 AÑOS Y EN PERSONAS CON GASTRITIS, LA GRANADA, UNA FRUTA QUE ES UNA MARAVILLA, SI LA CONSUMES DE FORMA REGULAR ES CAPAZ DE PRODUCIR QUE DISMINUYA LA PRESIÓN ARTERIAL SISTÓLICA, ES BUENA PARA REDUCIR EL COLESTEROL MALO Y DE MEJORAR LA CANTIDAD DE AZÚCAR EN LA SANGRE, RICA EN POTASIO Y BAJA EN SODIO, LO QUE AYUDA A DEPURAR EL ORGANISMO Y A ELIMINAR LÍQUIDOS.

NUECES, LAS NUECES MUY BUENAS PARA REDUCIR LA HIPERTENSIÓN, POR SUS BAJOS NIVELES EN SAL AYUDA A REDUCIR LOS NIVELES DE PRESIÓN ARTERIAL, POR TANTO, SI SUFRES DE TENSIÓN ALTA NO TIENES QUE OLVIDARLA EN TU DIETA SALUDABLE, ES UNO DE LOS MEJORES ALIMENTOS PARA LA LUCHA CONTRA LA INFLAMACIÓN CRÓNICA.

CACAO, EL CACAO ES RICO EN CATEQUINAS, FLAVONOIDES Y TANINOS, COMPUESTOS BIOACTIVOS CON ACCIÓN ANTIOXIDANTE Y ANTIINFLAMATORIA, QUE ACTÚAN ESTIMULANDO EL AUMENTO DE ÓXIDO NÍTRICO EN EL ORGANISMO,

UNA SUSTANCIA QUE AYUDA A RELAJAR LOS VASOS SANGUÍNEOS, MEJORANDO LA CIRCULACIÓN DE LA SANGRE Y DISMINUYENDO LA PRESIÓN ALTA, EL CACAO PUEDE SER CONSUMIDO AL NATURAL, RETIRANDO LAS SEMILLAS DEL FRUTO, EN POLVO O COMO BARRA DE CHOCOLATE, LA CANTIDAD DE CACAO QUE PUEDE SER INGERIDA POR DÍA, ES HASTA 40 G DE CHOCOLATE EN BARRA AMARGO O MEDIO AMARGO O 2 CUCHARADAS DE TÉ DE CACAO EN POLVO, QUE PUEDE SER ADICIONADO A FRUTAS, LECHE O YOGUR, LAS PERSONAS CON DIFICULTAD PARA DORMIR O CON PROBLEMAS DE GASTRITIS, REFLUJO O ÚLCERAS DEBEN EVITAR EL CACAO, ADEMÁS DE ESO, LAS EMBARAZADAS NO DEBEN CONSUMIR EL CACAO, PUES LA CAFEÍNA PUEDE AUMENTAR LAS POSIBILIDADES DE PARTO PREMATURO O BAJO PESO EN BEBES.

CHOCOLATE NEGRO, SOMOS MUY FANS DE CHOCOLATE NEGRO, Y UNA DE LAS RAZONES ES QUE AYUDA A PREVENIR LA HIPERTENSIÓN ARTERIAL, ES IDEAL PARA DISMINUIR LA FORMACIÓN DE PLACAS DE GRASA EN LAS ARTERIAS, Y AYUDA TAMBIÉN A REGULAR EL COLESTEROL Y LOS TRIGLICÉRIDOS, POR CIERTO, TAMBIÉN ES BUENO PARA EL CEREBRO.

ESPINACAS, UN ESTUDIO DE 2015 EN LA REVISTA CLINICAL NUTRITION RESEARCH DEMOSTRÓ QUE LAS ESPINACAS RICAS EN NITRATO AYUDAN A RELAJAR LAS PAREDES DE LOS VASOS SANGUÍNEOS, Y SU CONSUMO DURANTE UNA SEMANA REDUJO LA

PRESIÓN ARTERIAL SISTÓLICA EN UN POCO MÁS DE 3 PUNTOS Y LA DIASTÓLICA EN MÁS DE 2 PUNTOS.

APIO, EL APIO ES ALIMENTO CONOCIDO POR SUS PROPIEDADES DIURÉTICAS Y SER RICO EN FIBRA, PROTEÍNA VEGETAL, ANTIOXIDANTES, VITAMINAS, MINERALES Y ACEITES ESENCIALES, SI LO CONSUMES DE VEZ EN CUANDO AYUDARÁ A MANTENER LA PRESIÓN ARTERIAL BAJO CONTROL.

SEMILLAS DE CALABAZA, INVESTIGACIONES PRELIMINARES HAN DEMOSTRADO QUE LAS SEMILLAS DE CALABAZA (TAMBIÉN CONOCIDAS COMO PEPITAS), QUE CONTIENEN FIBRA Y MAGNESIO PUEDEN AYUDAR A REDUCIR LA PRESIÓN ARTERIAL, IGUAL QUE EL ACEITE DE SEMILLA DE CALABAZA, ELIGE EL TIPO SIN SAL Y CÓMELAS COMO UN BOCADILLO O PONLAS EN PLATOS PREPARADOS CON GRANOS ENTEROS O ENCIMA DE ENSALADAS, CADA 100 GR DE SEMILLAS DE CALABAZA HAY 820 MG DE POTASIO, UN MINERAL IMPORTANTE QUE AYUDA A ELIMINAR EL EXCESO DE SODIO POR LA ORINA, AYUDANDO A BAJAR LA PRESIÓN ALTA, ESTAS SEMILLAS PUEDEN SER CONSUMIDAS ASADAS, ENTERAS O TRITURADAS, COMO APERITIVO O ADICIONADA EN ENSALADAS, JUGOS, YOGURES, FRUTAS O SOPAS, LA INGESTA EXCESIVA DE SEMILLAS PUEDE CAUSAR DIARREA Y GASES, LAS SEMILLAS DE CALABAZA SON RICAS EN CALORÍAS, POR ESO, SU CONSUMO DEBE SER MODERADO, ESPECIALMENTE POR PERSONAS QUE DESEAN BAJAR DE PESO, LAS PERSONAS CON

PROBLEMAS RENALES SOLO PUEDEN CONSUMIR SEMILLAS DE CALABAZA BAJO ORIENTACIÓN MÉDICA.

LAS REMOLACHAS (BETABEL), EL BETABEL LLAMADO TAMBIÉN REMOLACHA, ES RICO EN NITRATOS, COMPONENTES QUE SON TRANSFORMADOS EN ÓXIDO NÍTRICO EN EL ORGANISMO, LAS ESPINACAS Y OTROS VEGETALES DE HOJA VERDE, COMO LA ACELGA, TAMBIÉN SON RICOS EN POTASIO, Y ESTO AYUDA A CONTRARRESTAR LOS EFECTOS DEL SODIO, PROMOVIENDO EL RELAJAMIENTO DE LAS ARTERIAS Y MEJORANDO LA CIRCULACIÓN EN LA SANGRE, AYUDANDO ASÍ A BAJAR LA PRESIÓN ALTA, LAS REMOLACHAS SON UN ALIMENTO MUY EFECTIVO A LA HORA DE REDUCIR LA PRESIÓN ARTERIAL POR LOS NITRATOS QUE CONTIENE, EN CONCRETO, SE TRATA POR EL ÓXIDO NÍTRICO, QUE CONSIGUE RELAJAR LOS VASOS SANGUÍNEOS Y LOS DILATA, LO QUE MEJORA CIRCULACIÓN DE LA SANGRE Y A DISMINUIR LA PRESIÓN ARTERIAL, EL BETABEL O LAS REMOLACHAS PUEDEN SER CONSUMIDOS EN LA FORMA CRUDA O COCIDA, EN JUGOS, ENSALADAS O PATÉS, LAS PERSONAS CON PIEDRAS EN LOS RIÑONES DEBEN EVITAR EL CONSUMO EXCESIVO DE BETABEL, PUES ESTA RAÍZ ES FUENTE DE OXALATOS, UN COMPUESTO QUE PROMUEVE LA FORMACIÓN DE CÁLCULOS RENALES CUANDO ES CONSUMIDO EN EXCESO, ASIMISMO, EL BETABEL PUEDE AUMENTAR LOS NIVELES DE AZÚCAR EN SANGRE, Y ES POR ESO, QUE LAS PERSONAS CON

DIABETES TAMBIÉN DEBEN CONSUMIR ESTA RAÍZ CON MODERACIÓN.

ALCACHOFA, LA DELICIOSA ALCACHOFA ES UNO DE ESOS ALIMENTOS MARAVILLOSOS QUE, POR SUS PROPIEDADES DIURÉTICAS, NOS AYUDAN A ELIMINAR EL EXCESO DE LÍQUIDOS EN NUESTRO ORGANISMO, ALGO QUE CONTRIBUYE DE MANERA SUPERLATIVA A DISMINUIR LA PRESIÓN ARTERIAL, POR TANTO, ES MUY BUENA PARA PELEAR CONTRA LA PELIGROSA HIPERTENSIÓN

CÚRCUMA, POR CONTENER CURCUMINA, UNA SUSTANCIA CON POTENTE ACCIÓN ANTIOXIDANTE, LA CÚRCUMA AYUDA A COMBATIR LOS RADICALES LIBRES, MEJORANDO LAS FUNCIONES DE LOS VASOS SANGUÍNEOS, PROMOVIENDO EL RELAJAMIENTO DE LAS ARTERIAS Y BAJANDO LA PRESIÓN, PARA OBTENER LOS BENEFICIOS DE ESTA RAÍZ, LA RECOMENDACIÓN ES CONSUMIR HASTA 3 MG/ KG DE PESO CORPORAL POR DÍA, PUDIENDO SER EN SU FORMA FRESCA O EN POLVO, SIENDO USADA PARA CONDIMENTAR SOPAS, GUISOS, JUGOS O BATIDOS, ADEMÁS DE ESO, LA CÚRCUMA EN POLVO, TAMBIÉN PUEDE SER USADA PARA PREPARAR TÉS, LA INGESTA EXCESIVA DE CÚRCUMA PUEDE CAUSAR IRRITACIÓN EN EL ESTÓMAGO O NÁUSEAS, ESTA RAÍZ NO ES RECOMENDADA PARA LAS PERSONAS CON PIEDRAS EN LA VESÍCULA O QUE ESTÉN TOMANDO MEDICAMENTOS ANTICOAGULANTES, LAS MUJERES QUE SE ENCUENTRAN EMBARAZADAS O EN ETAPA DE

AMAMANTACIÓN, DEBEN CONSULTAR AL MÉDICO ANTES DE USAR CÚRCUMA.

SEMILLAS DE CÁÑAMO, ESTAS SEMILLAS SON RICAS EN OMEGA-3, LE SUCEDE A LAS DE CÁÑAMO, LAS DE CHÍA Y LAS DE SOJA, ESTUDIOS APUNTAN A QUE ACTÚAN COMO ANTIINFLAMATORIAS, LO QUE AYUDAN A PREVENIR ENFERMEDADES CARDIOVASCULARES, ESTE ES SÓLO UNO DE LOS BENEFICIOS DE ESTAS PEQUEÑAS JOYAS QUE DEBES DE INCLUIR EN TUS DIETAS.

SEMILLA DE LINAZA, LAS SEMILLAS DE LINO SON BUENAS PARA REDUCIR EL NIVEL DE LA PRESIÓN SANGUÍNEA, ES RICA EN OMEGA-3, GRASAS SALUDABLES CON ACCIÓN ANTIINFLAMATORIA Y ANTIOXIDANTE, QUE AYUDA A DISMINUIR LOS NIVELES DE COLESTEROL Y TRIGLICÉRIDOS EN LA SANGRE, EVITANDO LA FORMACIÓN DE PLACAS DE GRASAS EN LAS ARTERIAS, MEJORANDO LA FUNCIÓN ARTERIAL Y AYUDANDO A CONTROLAR LA PRESIÓN, HAY ESTUDIOS QUE HAN DEMOSTRADO QUE SI CONSUMES ESTE TIPO DE SEMILLAS DURANTE SEIS MESES, EXPERIMENTARÁS MEJORA EN TUS NIVELES DE TENSIÓN ARTERIAL GRACIAS A SUS NIVELES DE ÁCIDO ALFA LINOLÉNICO, DE PÉPTIDOS Y FIBRA, LA SEMILLA DE LINAZA PUEDE SER CONSUMIDA DE FORMA TRITURADA O EN FORMA DE HARINA, SIENDO RECOMENDADO CONSUMIR 1 CUCHARADA POR DÍA, QUE PUEDE SER USADA EN YOGURES, FRUTAS, O ADICIONADA EN RECETAS, COMO TORTAS, PANES O ENSALADAS, LA

INGESTA EXCESIVA DE LINAZA PUEDE CAUSAR GASES, HINCHAZÓN ABDOMINAL Y DIARREA.

UNA DIETA SALUDABLE DE POLLO Y BRÓCOLI ES RECOMENDADA PARA BAJAR LOS NIVELES DE ALTA PRESION Y NIVELAR EL CONTROL

UNA DIETA IDEAL PARA BAJAR LA PRESIÓN ARTERIAL ES COMER MUCHOS ALIMENTOS INTEGRALES, Y TENER CUIDADO CON EL SODIO, PUEDE AYUDARTE A REDUCIR LA NECESIDAD DE MEDICAMENTOS.

LOS ALIMENTOS COMO EL AGUA DE COCO, YOGUR Y CIRUELA SON ÓPTIMAS OPCIONES QUE AYUDAN A BAJAR LA PRESIÓN ALTA, PORQUE SON RICOS EN POTASIO, UN MINERAL QUE REMUEVE EL EXCESO DE SODIO EN EL ORGANISMO A TRAVÉS DE LA ORINA.

ADEMÁS DE ESO, EL TÉ VERDE, LA GRANADA, CÚRCUMA, REMOLACHA Y EL CACAO, SON RICOS EN ANTIOXIDANTES, COMPUESTOS BIOACTIVOS QUE DISMINUYEN LA INFLAMACIÓN Y PROMUEVEN EL RELAJAMIENTO DE LAS ARTERIAS, MEJORANDO LA CIRCULACIÓN EN LA SANGRE Y AYUDANDO A CONTROLAR LA PRESIÓN ALTA.

LA PRESIÓN ALTA, TAMBIÉN CONOCIDA, COMO HIPERTENSIÓN ARTERIAL, ES EL AUMENTO DE LA PRESIÓN SANGUÍNEA, QUE PUEDE SER CAUSADA POR LA ALIMENTACIÓN INADECUADA, FALTA DE ACTIVIDAD FÍSICA O ALTERACIONES HORMONALES,

PUDIENDO OCASIONAR SÍNTOMAS, COMO DOLOR DE CABEZA, MAREOS Y VÓMITOS.

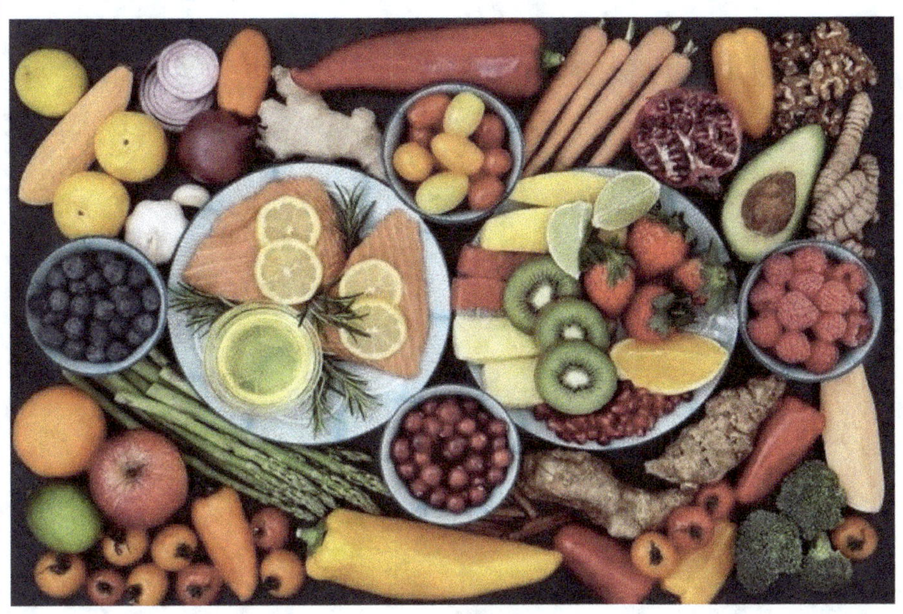

LA DIETA DASH, EL EFECTO DE ESTA DIETA SOBRE LA HIPERTENSIÓN HA SIDO OBJETO DE NUMEROSOS ESTUDIOS, SON MUCHAS LAS DIETAS CON SUPUESTOS BENEFICIOS PARA CONTROLAR LA PRESIÓN ARTERIAL ALTA, PERO DASH TIENE LA BASE MÁS SÓLIDA DE EVIDENCIA, DASH QUE SIGNIFICA ENFOQUES DIETÉTICOS PARA DETENER LA HIPERTENSIÓN (DIETARY APPROACHES TO STOP HYPERTENSION), INCLUYE FRUTAS Y VERDURAS (8 A 10 PORCIONES AL DÍA), GRANOS ENTEROS, FRIJOLES, NUECES, LÁCTEOS BAJOS EN GRASA, CARNE MAGRA (AVES Y MARISCOS) Y GRASAS SALUDABLES, LIMITA EL CONSUMO DE CARNE ROJA, AZÚCARES AGREGADOS Y GRASAS NO SALUDABLES,

LAS INVESTIGACIÓNES HECHAS AL RESPECTO EN VARIAS UNIVERSIDADES DE ESTADOS UNIDOS DESCUBRIERON QUE LAS PERSONAS QUE SIGUIERON LA DIETA DASH VIERON UNA DISMINUCIÓN EN SU PRESIÓN ARTERIAL EN MÁS DE CUATRO PUNTOS SISTÓLICOS Y UN PUNTO DIASTÓLICO EN UNA SEMANA, LA DIETA DASH NO SOLO ES ALTA EN POTASIO, MAGNESIO Y FIBRA PARA REDUCIR LA PRESIÓN ARTERIAL, TAMBIÉN PROPORCIONA COMPUESTOS VEGETALES QUE PUEDEN TENER UN EFECTO DIRECTO SOBRE LOS VASOS SANGUÍNEOS.

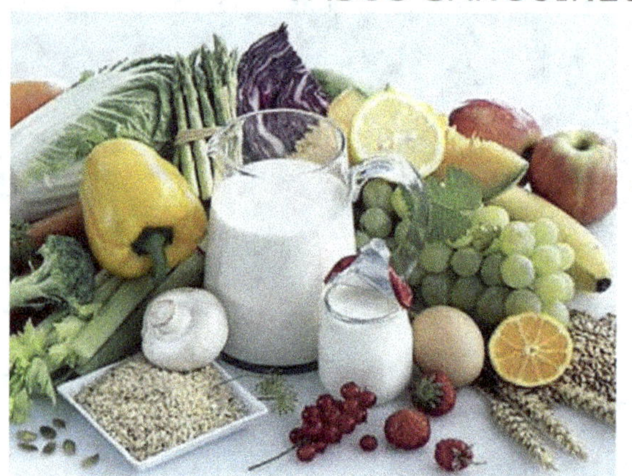

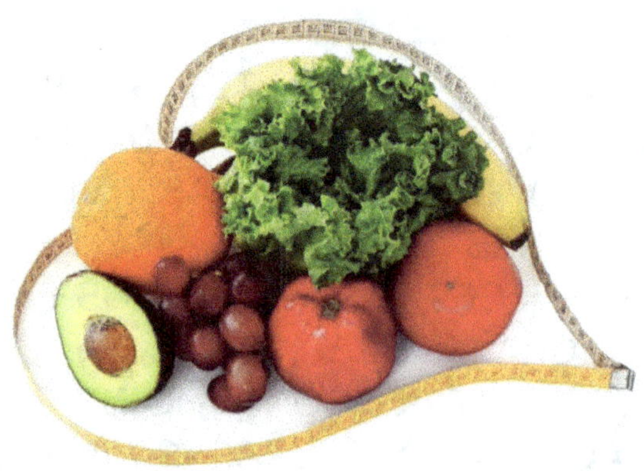

16.-RECOMENDACIONES PARA PREVENIR O TRATAR PRESION ARTERIAL ALTA

LAS ARTERIAS SANAS SON FLEXIBLES, FUERTES Y ELÁSTICAS, SU REVESTIMIENTO INTERIOR ES LISO, CON EL OBJETIVO DE QUE LA SANGRE FLUYA LIBREMENTE Y SUMINISTRE NUTRIENTES Y OXÍGENO A LOS ÓRGANOS Y TEJIDOS VITALES, PERO, LA PELIGROSA HIPERTENSIÓN AUMENTA PROGRESIVAMENTE LA PRESIÓN DE LA SANGRE QUE FLUYE POR LAS ARTERIAS, Y SE COMIENZA A COMPLICAR SI NO TOMAS ACCIONES DE FORMA INMEDIATA, LA PRESIÓN ARTERIAL ALTA ES, POR LO GENERAL, UNA AFECCIÓN CRÓNICA QUE CAUSA DAÑO PROGRESIVO CON EL PASO DE LOS AÑOS, A VECES, LA HIPERTENSIÓN ARTERIAL AUMENTA DE MANERA TAN RÁPIDA Y GRAVE QUE SE CONVIERTE EN UNA EMERGENCIA MÉDICA QUE REQUIERE SER TRATADA DE FORMA URGENTE, Y QUE INCLUSO TE LLEVA CON SEGURIDAD A SER HOSPITALIZADO, ES POR ELLO POR LO QUE ES UN TEMA QUE HAY QUE TOMARSE CON MUCHA SERIEDAD, ES NECESARIO UN TRATAMIENTO Y TOMARSE LA VIDA DE OTRA MANERA, CON UN CAMBIO EN EL ESTILO DE VIDA, PARA CONTROLAR LA PRESIÓN ARTERIAL ALTA Y EVITAR ASÍ EL RIESGO DE COMPLICACIONES QUE PONEN EN RIESGO LA VIDA, SI SUFRES DE PRESIÓN ARTERIAL ALTA, LO NORMAL ES QUE TU MÉDICO TE RECOMIENDE QUE EVITES LOS ALIMENTOS CON ALTO CONTENIDO EN SAL, LOS CARBOHIDRATOS, EL ALCOHOL EN EXCESO Y LOS FRITOS, PERO ES QUE, ADEMÁS, ES MUY IMPORTANTE QUE CUIDES TU

HIDRATACIÓN, EL NIVEL DE EJERCICIO, Y QUE MIRES CON MUCHO CUIDADO Y DETENIMIENTO LAS ETIQUETAS DE INGREDIENTES DE LOS ALIMENTOS QUE COMPRAS PARA QUE NO COMETAS ERRORES QUE PUEDES PAGAR CON TU SALUD.

UNA PERSONA PUEDE SER CAPAZ DE OBTENER UNA LECTURA PRECISA Y POSIBLEMENTE MÁS BAJA DE LA PRESIÓN ARTERIAL AL SEGUIR LOS SIGUIENTES PASOS: COLOCAR UN BRAZALETE O BRAZAL DEMASIADO PEQUEÑO O QUE UNA PERSONA LO COLOQUE SOBRE LA ROPA PUEDE ELEVAR LA LECTURA, NO SE DEBE CRUZAR LAS PIERNAS NI TENSAR EL CUERPO DURANTE LA LECTURA, DESCANSAR ANTES DE TOMAR LA PRESIÓN ARTERIAL, LEVANTARSE Y CAMINAR INMEDIATAMENTE ANTES DE SENTARSE A TOMAR LA PRESIÓN ARTERIAL PUEDE INFLARLA ARTIFICIALMENTE, CONTROLAR EL ESTRÉS O LA ANSIEDAD, EL ESTRÉS ALTO PUEDE ELEVAR LA PRESIÓN ARTERIAL, POR LO TANTO, ES MEJOR TRATAR DE TOMAR LA PRESIÓN ARTERIAL DESPUÉS DE OBTENER RESULTADOS DE PRUEBAS MÉDICAS, NO ANTES, UNA PERSONA TAMBIÉN PUEDE INTENTAR TOMAR UNA LECTURA DESPUÉS DE MEDITAR O RESPIRAR PROFUNDAMENTE, EVITAR FUMAR, LA NICOTINA DE LOS CIGARRILLOS PUEDE ELEVAR LA PRESIÓN ARTERIAL DURANTE UNOS 30 MINUTOS, POR LO QUE ES MEJOR EVITAR FUMAR POCO ANTES DE UNA PRUEBA DE PRESIÓN ARTERIAL, VACIAR LA VEJIGA, UNA VEJIGA LLENA PUEDE ELEVAR LIGERAMENTE LA PRESIÓN ARTERIAL, PERMANECER EN SILENCIO, HABLAR DURANTE LA LECTURA PUEDE HACER QUE LOS NÚMEROS SUBAN, EVITAR LA CAFEÍNA Y EL ALCOHOL, TANTO LA CAFEÍNA COMO EL

ALCOHOL PUEDEN ELEVAR LA PRESIÓN ARTERIAL, ESPECIALMENTE CUANDO UNA PERSONA BEBE EN EXCESO, LA ABSTENCIÓN EL DÍA DE LA LECTURA PRODUCIRÁ UN RESULTADO MÁS PRECISO.

UNA CAUSA SUBYACENTE DE LA PRESIÓN ARTERIAL ALTA ES EL ESTRÉS OXIDATIVO POR LOS RADICALES LIBRES, LAS CÉLULAS ENDOTELIALES QUE RECUBREN LAS ARTERIAS PRODUCEN ÓXIDO NÍTRICO, LO QUE HACE QUE LOS VASOS SANGUÍNEOS SE DILATEN, Y ESTO MEJORA EL FLUJO SANGUÍNEO Y REDUCE LA PRESIÓN, LOS RADICALES LIBRES INHIBEN ESTE PROCESO CUANDO SE ACUMULAN, LAS FRUTAS Y VEGETALES SUELEN SER RICOS EN ANTIOXIDANTES Y FITOQUÍMICOS, COMPUESTOS QUE CONTRARRESTAN LOS RADICALES LIBRES, UN ESTUDIO DE LAS UNIVERSIDADES EN ESTADOS UNIDOS ENCONTRÓ QUE LAS PERSONAS QUE LLEVABAN UNA DIETA DE ALIMENTOS CRUDOS Y EXCLUSIVAMENTE DE ORIGEN VEGETAL PODÍAN REDUCIR SU PRESIÓN ARTERIAL EN 16 PUNTOS SISTÓLICOS Y 9 DIASTÓLICOS, ADEMÁS DE REDUCIR LOS MEDICAMENTOS PARA LA PRESIÓN ARTERIAL EN MAS DE UN TERCIO EN RELACION A LOS QUE NO CONSUMEN SUFICIENTES FRUTAS Y VEGETALES.

"HAZ A UN LADO EL SALERO", LOS EXPERTOS ENFATIZAN LA IMPORTANCIA DE SEGUIR UNA DIETA BAJA EN SODIO PARA REDUCIR LA PRESIÓN ARTERIAL, POR EJEMPLO, UN ESTUDIO DE 2001 EN THE NEW ENGLAND JOURNAL OF MEDICINE

ENCONTRÓ QUE LIMITAR EL CONSUMO DE SODIO Y SEGUIR UNA DIETA DASH RESULTÓ EN UNA REDUCCIÓN AÚN MAYOR EN LA PRESIÓN ARTERIAL QUE SI SOLAMENTE SE SIGUE LA DIETA DASH, HAY RAZONES PARA CREER QUE LLEVAR UNA DIETA BAJA EN SODIO DEBERÍA FUNCIONAR PARA LA MAYORÍA DE LAS PERSONAS, LA RECOMENDACIÓN DIARIA DE SODIO ES INFERIOR A 2,300 MG., BAJAR TU CONSUMO DE SAL TE PUEDE BENEFICIAR, ELIMINA EL HÁBITO DE PONER MÁS SAL EN TUS ALIMENTOS, PERO TAMBIÉN RECUERDA QUE MÁS DEL 70% DE LA INGESTA DE SODIO PROVIENE DE ALIMENTOS ENVASADOS Y PLATOS ELABORADOS, EL PAN Y LOS BOCADILLOS SON LA FUENTE NÚMERO UNO DE SODIO EN LA DIETA ESTADOUNIDENSE, TAN SOLO DOS CUCHARADITAS DE ADEREZO PARA ENSALADA PUEDEN TENER UNA CUARTA PARTE DE LA CANTIDAD RECOMENDADA DE SODIO, Y LA COMIDA DE RESTAURANTES ES UNA GRAN FUENTE DE SODIO, INCLUSO LOS ALIMENTOS DE MENÚS APARENTEMENTE SALUDABLES, COMO ENSALADAS O POLLO, PUEDEN CONTENER CANTIDADES MÁS ALTAS DE SODIO QUE LAS PREPARADAS EN CASA.

ALIMENTOS AMIGABLES CON LA PRESIÓN, REALMENTE DEBES CONSIDERAR EL PATRÓN DE ALIMENTACIÓN GENERAL COMO DASH QUE SIGUE, NO LOS ALIMENTOS INDIVIDUALES POR SÍ MISMOS, ESO ES LO QUE HARÁ LA MAYOR DIFERENCIA, AUN ASÍ, CUANDO DECIDAS QUÉ INCLUIR EN UNA DIETA SALUDABLE, CONSIDERA AGREGAR LO SIGUIENTE A TU LISTA DE COMPRAS, SI BIEN SU EFECTO SOBRE

LA PRESIÓN ARTERIAL PUEDE PARECER PEQUEÑO (SOLO 2 PUNTOS, EN ALGUNOS CASOS), ESO AÚN PUEDE TENER UN IMPACTO EN EL RIESGO DE ATAQUE CARDÍACO Y ACCIDENTE CEREBROVASCULAR, FRIJOLES, GUISANTES (CHÍCHAROS) Y LENTEJAS, HAN DEMOSTRADO REDUCIR LA PRESIÓN ARTERIAL DEBIDO A QUE SON ALTOS EN FIBRA Y POTASIO, UN ESTUDIO DE 2018 EN LA REVISTA NUTRIENTS ENCONTRÓ QUE CUANDO LOS ADULTOS AUMENTARON SU INGESTA DE FIBRA (CEREALES Y VEGETALES, INCLUIDOS LOS FRIJOLES) DE 5 GRAMOS A 25 GRAMOS POR DÍA, SU RIESGO DE HIPERTENSIÓN SE REDUJO EN UN 53%, ARÁNDANOS, LAS ANTOCIANINAS EN ESTAS MORAS, QUE LES DAN SU TONO VIBRANTE PUEDEN AYUDAR A MEJORAR LA FUNCIÓN DE LOS VASOS SANGUÍNEOS, LO QUE AYUDA A DISMINUIR LA PRESIÓN, UN ESTUDIO EN JOURNALS OF GERONTOLOGY ENCONTRÓ QUE CONSUMIRLOS DIARIO POR UN MES RESULTÓ UNA DISMINUCIÓN DE CINCO PUNTOS EN LA PRESIÓN ARTERIAL.

HAZ EJERCICIO PARA REDUCIR TUS NIVELES, LA DIETA NO ES LA ÚNICA ESTRATEGIA SIN MEDICAMENTOS PARA REDUCIR TUS NIVELES, UNA REVISIÓN DE 2017 DE 53 ESTUDIOS CON ADULTOS MAYORES, EN EL JOURNAL OF THE AMERICAN SOCIETY OF HYPERTENSION, ENCONTRÓ QUE TANTO EL EJERCICIO AERÓBICO COMO EL FORTALECIMIENTO MUSCULAR REDUJERON LA PRESIÓN ARTERIAL EN 5 PUNTOS SISTÓLICOS Y 3 DIASTÓLICOS, EL COLEGIO ESTADOUNIDENSE DE

MEDICINA DEPORTIVA (AMERICAN COLLEGE OF SPORTS MEDICINE) RECOMIENDA 30 MINUTOS DE EJERCICIO AERÓBICO DE INTENSIDAD MODERADA (UN NIVEL EN EL QUE PUEDES MANTENER UNA CONVERSACIÓN) LA MAYORÍA DE LOS DÍAS DE LA SEMANA Y TRABAJAR TODO TU CUERPO CON PESAS AL MENOS 2 VECES POR SEMANA, UN TIPO DE ENTRENAMIENTO LLAMADO "ISOMÉTRICOS" HA DEMOSTRADO POTENCIAL PARA REDUCIR LA PRESIÓN ARTERIAL, EL FORTALECIMIENTO MUSCULAR TRADICIONAL IMPLICA LEVANTAR Y BAJAR PESAS O MOVER LAS ARTICULACIONES DURANTE UNA RUTINA, CON LOS ISOMÉTRICOS, MANTIENES UNA POSICIÓN CON LOS MÚSCULOS CONTRAÍDOS: PIENSA EN HACER PLANCHAS (PLANKS), SENTADILLAS DE PARED Y SOSTENER UNA PESA EN CADA MANO CON LOS BRAZOS A AMBOS LADOS, (LOS ISOMÉTRICOS DESARROLLAN MÚSCULO, PERO NO TAN EFECTIVAMENTE COMO EL FORTALECIMIENTO MUSCULAR).

ES POSIBLE QUE UNA PERSONA NO PUEDA BAJAR SU NIVEL DE PRESIÓN ARTERIAL INMEDIATAMENTE, SIN EMBARGO, AL CAMBIAR CIERTOS HÁBITOS DE CONDUCTA, PUEDE MANTENER SU PRESIÓN ARTERIAL BAJA Y EVITAR PICOS DE PRESIÓN ARTERIAL.

LAS PERSONAS CON PRESIÓN ARTERIAL ALTA TENDRÁN UNA LECTURA SISTÓLICA DE 130 MILÍMETROS DE MERCURIO (MM HG) O MÁS, O UNA LECTURA DIASTÓLICA DE 80 MM HG O MÁS, LA PRESIÓN ARTERIAL SISTÓLICA ES LA PRESIÓN CUANDO LATE EL CORAZÓN, MIENTRAS QUE LA

PRESIÓN DIASTÓLICA ES LA PRESIÓN ENTRE LATIDOS, LA PRESIÓN ARTERIAL ALTA ES UNA CAUSA COMÚN DE ENFERMEDAD CARDÍACA, RESPONSABLE DE 1 DE CADA 4 MUERTES EN EE.UU., LO QUE LA CONVIERTE EN LA PRINCIPAL CAUSA DE MUERTE A NIVEL NACIONAL, TAMBIÉN PUEDE AUMENTAR EL RIESGO DE OTRAS COMPLICACIONES, COMO UN DERRAME CEREBRAL, LA PRESIÓN ARTERIAL ALTA ES UN PROBLEMA CRÓNICO Y CONTINUO PARA EL QUE NO HAY UNA SOLUCIÓN INMEDIATA, SIN EMBARGO, CIERTOS COMPORTAMIENTOS JUSTO ANTES DE UNA LECTURA DE LA PRESIÓN ARTERIAL PUEDEN AFECTARLA, CAUSANDO QUE SEA MÁS ALTA DE LO QUE SERÍA DE OTRA MANERA.

HACER CAMBIOS EN LA DIETA

UNA DIETA NUTRITIVA Y EQUILIBRADA PUEDE AYUDAR A UNA PERSONA A BAJAR SU PRESIÓN ARTERIAL SIGNIFICATIVAMENTE, A MENUDO SIN NECESIDAD DE MEDICAMENTOS, LAS PERSONAS PUEDEN PROBAR: REDUCIR EL CONSUMO DE SODIO: EL SODIO ES EL PRINCIPAL RESPONSABLE DE LA PRESIÓN ARTERIAL ALTA, COMO NO TODOS LOS ALIMENTOS RICOS EN SODIO SABEN SALADOS, ES NECESARIO REVISAR LAS ETIQUETAS DE LOS ALIMENTOS, LA ASOCIACIÓN AMERICANA DEL CORAZÓN (AHA, POR SUS SIGLAS EN INGLÉS) RECOMIENDA CONSUMIR 2,300 MILIGRAMOS O MENOS DE SODIO POR DÍA, COMER MENOS GRASA: AQUELLOS QUE BUSCAN REDUCIR SU CONSUMO DE GRASA DEBEN CENTRARSE EN LIMITAR O EVITAR LAS GRASAS TRANS Y SATURADAS, CONSUMIR MENOS AZÚCAR: LOS ALIMENTOS ALTOS EN AZÚCAR PUEDEN ELEVAR LA PRESIÓN ARTERIAL Y CAUSAR UN AUMENTO DE PESO NO DESEADO, TAMBIÉN PUEDEN

CONTENER ALTOS NIVELES DE SODIO, EVITAR LOS CONDIMENTOS: UNA PERSONA PUEDE CONSIDERAR EL USO DE HIERBAS Y ESPECIAS EN LUGAR DE CONDIMENTOS, YA QUE MUCHOS SON ALTOS EN SODIO, EVITAR LAS CARNES ROJAS: UNA PERSONA DEBE EVITAR O REDUCIR SU CONSUMO DE CARNES ROJAS, COMO EL CERDO, LA CARNE DE RES Y EL CORDERO, SEGUIR UNA DIETA BALANCEADA: UNA DIETA EQUILIBRADA ES AQUELLA QUE INCLUYE UNA AMPLIA VARIEDAD DE GRANOS INTEGRALES, VEGETALES, NUECES, SEMILLAS Y PROTEÍNAS BAJAS EN GRASA, COMO POLLO A LA PARRILLA O TOFU.

EL NIVEL DE OXÍGENO EN LA SANGRE ES LA CANTIDAD DE OXÍGENO QUE CIRCULA EN LA SANGRE, LA MAYOR PARTE DEL OXÍGENO ES TRANSPORTADO POR LOS GLÓBULOS ROJOS, LOS CUALES RECOLECTAN OXÍGENO DE LOS PULMONES Y LO ENVÍAN A TODAS LAS PARTES DEL CUERPO, EL CUERPO MONITOREA DE CERCA LOS NIVELES DE OXÍGENO EN LA SANGRE PARA MANTENERLOS DENTRO DE UN RANGO DETERMINADO, DE MODO QUE HAYA SUFICIENTE OXÍGENO PARA LAS NECESIDADES DE CADA CÉLULA DEL CUERPO, EL NIVEL DE OXÍGENO EN LA SANGRE ES INDICADOR DE QUÉ TAN BIEN EL CUERPO DISTRIBUYE EL OXÍGENO DE LOS PULMONES A LAS CÉLULAS, Y PUEDE SER IMPORTANTE PARA LA SALUD.

¿CÓMO SE MIDE EL NIVEL DE OXÍGENO EN LA SANGRE?, *LOS NIVELES DE OXÍGENO EN LA SANGRE SE PUEDEN MEDIR USANDO UN OXÍMETRO DE*

PULSO, LA FORMA MÁS EFICIENTE DE CONTROLAR LOS NIVELES DE OXÍGENO EN LA SANGRE ES MEDIANTE UNA GASOMETRÍA ARTERIAL O ABG, EN INGLÉS, PARA ESTA PRUEBA, SE TOMA UNA MUESTRA DE SANGRE DE UNA ARTERIA, GENERALMENTE EN LA MUÑECA, ESTE PROCEDIMIENTO ES MUY EXACTO, PERO PUEDE CAUSAR UN POCO DE DOLOR, UNA PRUEBA ABG PUEDE SER DIFÍCIL DE HACER EN CASA, POR LO QUE UNA PERSONA PUEDE PREFERIR HACER UNA PRUEBA ALTERNATIVA, UTILIZANDO UN PEQUEÑO DISPOSITIVO CONOCIDO COMO OXÍMETRO DE PULSO, ESTE INSTRUMENTO DE MEDICIÓN ES UN PEQUEÑO BROCHE QUE A MENUDO SE COLOCA EN UN DEDO DE LA MANO, AUNQUE TAMBIÉN SE PUEDE USAR EN LA OREJA O EL DEDO DEL PIE, MIDE EL OXÍGENO EN LA SANGRE INDIRECTAMENTE MEDIANTE LA ABSORCIÓN DE LUZ A TRAVÉS DEL PULSO DE UNA PERSONA, SI BIEN LA PRUEBA DEL OXÍMETRO DE PULSO ES MÁS FÁCIL, MÁS RÁPIDA Y NO CAUSA DOLOR, NO ES TAN EXACTA COMO LA PRUEBA ABG, ESTO SE DEBE A QUE FACTORES COMO DEDOS SUCIOS, LUCES BRILLANTES, ESMALTE DE UÑAS Y MALA CIRCULACIÓN EN LAS EXTREMIDADES PUEDEN AFECTAR LOS RESULTADOS, PARA LAS PERSONAS QUE DESEAN COMPRAR UN OXÍMETRO DE PULSO, HAY UNA VARIEDAD DE DISPOSITIVOS FÁCILES DE USAR DISPONIBLES EN LÍNEA.

NIVELES NORMALES Y BAJOS DE OXÍGENO EN SANGRE, UN NIVEL NORMAL DE OXÍGENO EN LA

SANGRE VARÍA ENTRE 75 Y 100 MILÍMETROS DE MERCURIO (MM HG), UN NIVEL DE OXÍGENO EN LA SANGRE POR DEBAJO DE 60 MM HG SE CONSIDERA BAJO Y PUEDE REQUERIR SUPLEMENTOS DE OXÍGENO, LO QUE DEPENDERÁ DE LA DECISIÓN DEL MÉDICO Y EL CASO INDIVIDUAL, CUANDO EL NIVEL DE OXÍGENO EN LA SANGRE ES DEMASIADO BAJO EN COMPARACIÓN CON EL NIVEL PROMEDIO DE UNA PERSONA SANA, PUEDE SER UNA SEÑAL DE UNA AFECCIÓN CONOCIDA COMO HIPOXEMIA, ESTO SIGNIFICA QUE AL CUERPO LE CUESTA ADMINISTRAR EL OXÍGENO A TODAS SUS CÉLULAS, TEJIDOS Y ÓRGANOS.

SÍNTOMAS DE NIVELES BAJOS DE OXÍGENO EN LA SANGRE, *LA FALTA DE ALIENTO Y UN RITMO CARDÍACO RÁPIDO SON SÍNTOMAS POTENCIALES DE NIVELES BAJOS DE OXÍGENO EN LA SANGRE,* LOS NIVELES BAJOS DE OXÍGENO EN LA SANGRE PUEDEN PROVOCAR UNA CIRCULACIÓN ANORMAL Y CAUSAR LOS SIGUIENTES SÍNTOMAS: FALTA DE AIRE, DOLOR DE CABEZA, INTRANQUILIDAD, MAREOS, RESPIRACIÓN ACELERADA, DOLOR DE PECHO, CONFUSIÓN, PRESIÓN ARTERIAL ALTA, FALTA DE COORDINACIÓN, TRASTORNOS VISUALES, SENSACIÓN DE EUFORIA, RITMO CARDÍACO RÁPIDO, LA HIPOXEMIA O NIVELES DE OXÍGENO POR DEBAJO DE LOS VALORES NORMALES PUEDEN SER CAUSADOS POR: FALTA DE OXÍGENO EN EL AIRE, INCAPACIDAD DE LOS PULMONES PARA INHALAR Y ENVIAR OXÍGENO A TODAS LAS CÉLULAS Y TEJIDOS, INCAPACIDAD DEL TORRENTE SANGUÍNEO PARA

CIRCULAR A LOS PULMONES, RECOLECTAR OXÍGENO Y TRANSPORTARLO POR TODO EL CUERPO

VARIAS AFECCIONES Y SITUACIONES MÉDICAS PUEDEN CONTRIBUIR A LOS FACTORES ANTERIORES, ENTRE ELLAS: ASMA, ENFERMEDADES DEL CORAZÓN, INCLUYENDO LA CARDIOPATÍA CONGÉNITA, ALTITUD ELEVADA, ANEMIA, ENFERMEDAD PULMONAR OBSTRUCTIVA CRÓNICA O EPOC, ENFERMEDAD PULMONAR INTERSTICIAL, ENFISEMA, SÍNDROME DE DIFICULTAD RESPIRATORIA AGUDA, NEUMONÍA, OBSTRUCCIÓN DE UNA ARTERIA EN EL PULMÓN, POR EJEMPLO, DEBIDO A UN COÁGULO DE SANGRE, FIBROSIS PULMONAR O CICATRICES Y DAÑO A LOS PULMONES, PRESENCIA DE AIRE O GAS EN EL PECHO QUE HACE QUE LOS PULMONES COLAPSEN, EXCESO DE LÍQUIDO EN LOS PULMONES, APNEA DEL SUEÑO, CUANDO LA RESPIRACIÓN SE INTERRUMPE DURANTE EL SUEÑO, CIERTOS MEDICAMENTOS, INCLUYENDO ALGUNOS NARCÓTICOS Y ANALGÉSICOS.

¿SE DEBE CONSULTAR A UN MÉDICO?, ES NECESARIO CONSULTAR A UN MÉDICO SI ALGUIEN: EXPERIMENTA DIFICULTAD PARA RESPIRAR SEVERA Y REPENTINA, EXPERIMENTA DIFICULTAD PARA RESPIRAR AL ESTAR EN REPOSO, TIENE DIFICULTAD PARA RESPIRAR SEVERA QUE EMPEORA DURANTE EL EJERCICIO O LA ACTIVIDAD FÍSICA, SE DESPIERTA REPENTINAMENTE CON DIFICULTAD PARA RESPIRAR O SENSACIÓN DE ASFIXIA, ESTÁ A UNA ALTITUD

ELEVADA POR ENCIMA DE 8,000 PIES O 2,400 METROS Y EXPERIMENTA DIFICULTAD RESPIRATORIA SEVERA ACOMPAÑADA DE TOS, RITMO CARDÍACO RÁPIDO Y RETENCIÓN DE LÍQUIDOS

PRONÓSTICO, LOS NIVELES BAJOS DE OXÍGENO EN LA SANGRE NO SON NECESARIAMENTE DAÑINOS Y PUEDEN OCURRIR EN PERSONAS QUE PUEDEN RECUPERARSE, O EN PERSONAS SANAS CUANDO ESTÁN A UNA ALTITUD ELEVADA, ESTAS PERSONAS NO NECESITAN CONTROLAR SUS NIVELES DE OXÍGENO EN LA SANGRE REGULARMENTE, PERO LAS PERSONAS CON ENFERMEDADES PULMONARES CRÓNICAS, COMO EPOC, FIBROSIS PULMONAR O ENFISEMA, PUEDEN TENER NIVELES DE OXÍGENO EN LA SANGRE POR DEBAJO DE LO NORMAL COMO CONSECUENCIA DE SU ENFERMEDAD, ESTAS PERSONAS PODRÍAN REQUERIR MONITOREO REGULAR DE OXÍGENO EN LA SANGRE, LAS PERSONAS CON BAJO NIVEL DE OXÍGENO EN LA SANGRE PUEDEN HACER CAMBIOS EN EL ESTILO DE VIDA, COMO NO FUMAR O MEJORAR SU DIETA Y SUS HÁBITOS DE EJERCICIO, ADEMÁS DE RECIBIR TRATAMIENTO CON OXÍGENO SUPLEMENTARIO.

LA HIPERTENSION ES LA ELEVACIÓN DE LOS NIVELES DE PRESIÓN ARTERIAL DE MANERA SOSTENIDA, ESTA PRESIÓN ES LA FUERZA QUE SE PRODUCE CUANDO EL CORAZÓN EN SU FUNCIONAMIENTO REGULAR EJERCE PRESIÓN SOBRE LAS ARTERIAS PARA QUE CONDUZCAN LA SANGRE HACIA LOS ÓRGANOS.

CUANTO MÁS ALTA ES LA TENSIÓN MÁS ESFUERZO TIENE QUE REALIZAR EL CORAZÓN PARA BOMBEAR LA SANGRE, SI LOS VASOS SANGUÍNEOS TIENEN UNA TENSIÓN ELEVADA DE MANERA CONSTANTE PUEDEN DAÑARSE Y PERJUDICAR TAMBIÉN AL MÚSCULO CARDÍACO, EL NIVEL DE TENSIÓN ARTERIAL NORMAL EN LOS ADULTOS ES DE 120 MM HG1 CUANDO EL CORAZÓN LATE Y DE 80 MM HG CUANDO EL CORAZÓN SE RELAJA. SE CONSIDERA ELEVADA CUANDO LA PRIMERA ALCANZA LOS 140 MM HG Y LA SEGUNDA, 90 MM HG, EL MAYOR PROBLEMA ES QUE LAS PERSONAS CON HIPERTENSIÓN EN GENERAL NO PRESENTAN NINGÚN SÍNTOMA, AUNQUE A VECES PUEDEN MANIFESTAR DOLORES DE CABEZA, DIFICULTAD EN LA RESPIRACIÓN O PALPITACIONES, ESTE "SILENCIO" QUE SUELE IMPLICAR ES PELIGROSO, DADO QUE LA FALTA DE TRATAMIENTO AUMENTA EL RIESGO DE GENERAR DAÑOS A LOS ÓRGANOS VITALES COMO EL CORAZÓN Y EL CEREBRO.

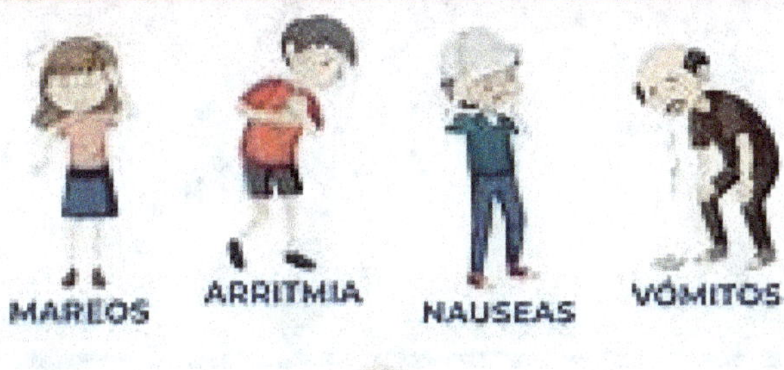

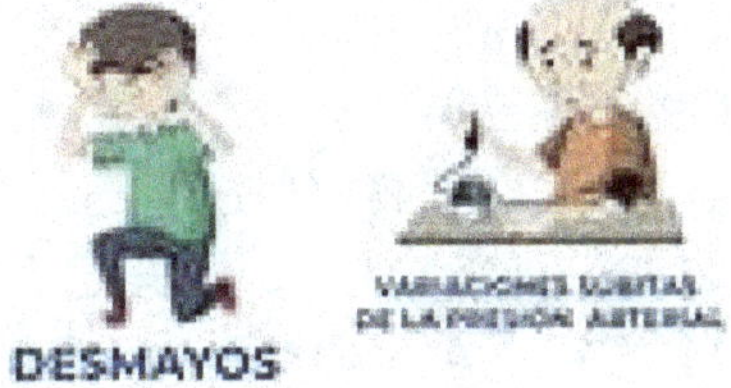

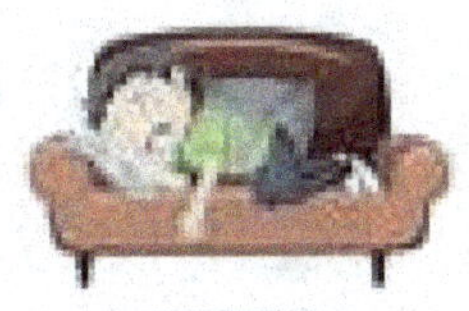

17.-MÉTODO NATURAL PARA REDUCIR LA PRESIÓN SANGUÍNEA

SEGÚN UN MÉDICO DE MOSCÚ LLAMADO LU HUNS, ES POSIBLE APLICAR LOS SECRETOS DE LA ANTIGUA MEDICINA CHINA PARA REDUCIR LA PRESIÓN SANGUÍNEA EN POCOS MINUTOS Y SIN RECURRIR A LOS FÁRMACOS TRADICIONALES, PARA HACERLO, REALIZA LOS SIGUIENTES PASOS:

PUNTOS NUMEROS 1 Y 2

IMAGINA UNA LÍNEA QUE RECORRE DESDE LA PARTE POSTERIOR DEL LÓBULO DE LA OREJA HASTA EL CENTRO DE LA CLAVÍCULA, RECORRE SUAVEMENTE ESE TRAZO CON UN MOVIMIENTO MUY SUAVE DE LA PUNTA DE TUS DEDOS, REPITE ESTE MOVIMIENTO DIEZ VECES EN CADA LADO DE TU ROSTRO.

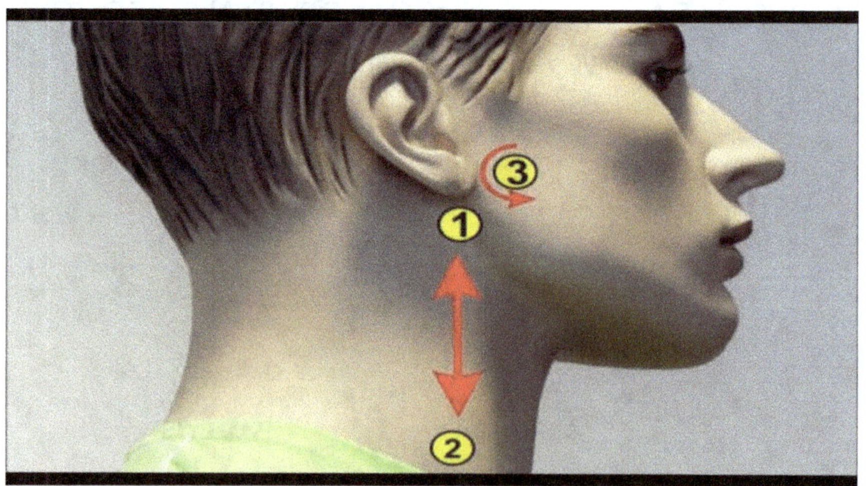

PUNTO NUMERO 3

UBICA EL PUNTO QUE SE ENCUENTRA EN EL ROSTRO A MEDIO CENTÍMETRO DESDE EL LÓBULO DE LA OREJA EN DIRECCIÓN HACIA LA NARIZ, MASAJÉALO

CON LA PUNTA DE LOS DEDOS DURANTE UN MINUTO POR CADA LADO, PRESIONANDO, PERO SIN PROVOCAR DOLOR, SEGÚN EL MÉDICO, ESTE MÉTODO SE BASA EN LA INTERCONEXIÓN ENTRE LAS DIFERENTES REGIONES DEL CUERPO, LO CUAL, AL ACTUAR SOBRE SUS ENLACES SERÍA POSIBLE DESHACER LOS BLOQUEOS EN EL FLUJO SANGUÍNEO DEL CUERPO PARA AYUDAR A LA CURACIÓN.

CONSEJOS PARA PREVENIR, LA HIPERTENSIÓN ES LA CAUSA MÁS IMPORTANTE DE ENFERMEDADES CARDIOVASCULARES DEL MUNDO QUE PUEDE SER PREVENIDA, POR ESO ALGUNOS CONSEJOS SON DISMINUIR LAS POSIBILIDADES DE PADECERLA, CONTROLA REGULARMENTE TU PRESIÓN ARTERIAL, REDUCE EL CONSUMO DE SAL A MENOS DE 5 GR AL DÍA (MENOS DE UNA CUCHARADITA AL DÍA), LLEVA UNA DIETA SALUDABLE Y NUTRITIVA EVITANDO GRASAS SATURADAS, APRENDE ADEMÁS CÓMO DISMINUIR EL NIVEL DE COLESTEROL, EVITA EL TABACO Y EL CONSUMO DE ALCOHOL YA QUE AUMENTAN LA PRESIÓN ARTERIAL Y LA FRECUENCIA CARDÍACA, REALIZA ACTIVIDAD FÍSICA DE MANERA REGULAR, ESO TE AYUDARÁ A DISMINUIR LA PRESIÓN ARTERIAL Y A AUMENTAR LA MASA MUSCULAR Y LA RESISTENCIA, CONOCE, ADEMÁS, POR QUÉ ESTAR SENTADO ES MALO PARA TU SALUD, APRENDE A CONTROLAR LAS SITUACIONES DE ESTRÉS PRACTICANDO, POR EJEMPLO, YOGA Y LA MEDITACIÓN, HAZ SENCILLOS EJERCICIOS PARA LIBERAR EL ESTRÉS QUE TE AYUDARÁN A PERMANECER SERENO Y CONECTADO CONTIGO MISMO, MANTÉN UN PESO NORMAL, YA QUE EL SOBREPESO ES UNA CAUSA DE HIPERTENSIÓN.

18.-COMO BAJAR LA PRESIÓN ARTERIAL

TOMAR LA MEDICACIÓN DESTINADA A ACHICAR LA HIPERTENSION ES LA SOLUCIÓN QUE ENCUENTRAN LOS MÉDICOS PARA UN BUEN NÚMERO DE SITUACIONES, PERO, EXISTE HÁBITOS COTIDIANOS QUE PUEDEN DAR UN «EMPUJONCITO», ES EL CASO DE LAS CAMINATAS LIGERAS, SEÑALA LA WEB DE LA REVISTA MEN'S HEALTH, QUE REVELA QUE ESTE TIPO DE EJERCICIO FISICO, AL IGUAL QUE OTRO EJERCICIO FISICO CARDIOVASCULAR REALIZADO DE FORMA ENÉRGICA A LO LARGO DE TREINTA MINUTOS DA ASISTENCIA AL CORAZÓN A UTILIZAR EL OXÍGENO DE FORMA MUCHO MAS EFECTIVO, DISMINUYENDO LA PRESIÓN QUE EL TORRENTE SANGUINEO EJECUTA SOBRE LAS PAREDES DE LAS ARTERIAS POR LAS QUE CIRCULA, TRATAMIENTOS COMESTIBLES, ADEMAS DE RECETAS QUE FAVORECEN BAJAR LA PRESIÓN ARTERIAL ALTA DE MANERA ORGANICO Y NATURAL.

DISMINUIR EL PESO, EL PESO O SOBREPESO ACOSTUMBRA A GOZAR DE LA TENSIÓN ARTERIAL ALTA, ADEMAS DE PROVOCARLES APNEA DEL SUEÑO, TALES COMO RESULTADO AUMENTAN SU PRESIÓN ARTERIAL, PERDER PESO CORPORAL ES ESENCIAL PARA VIGILAR LA HIPERTENSION, MAS TAMBIÉN HAY QUE PROTEGER LA ZONA DE LA CINTURA, EN EL CASO DE LOS HOMBRES, SI SUPERA LOS 102 CENTÍMETROS, TENDRÁN UN SUPERIOR RIESGO DE SUFRIR HIPERTENSIÓN, LAS MUJERES CORREN EL MISMO RIESGO SI SU CINTURA MIDE MUCHO MAS DE 89 CENTÍMETROS, REALIZAR

EJERCICIO FÍSICO DIARIO ES BUENO PARA PROTEGER UNA PRESIÓN ARTERIAL HABITUAL, ADEMAS A REDUCIRLA EN EL MOMENTO EN QUE ES ALTA, ALGUNAS OCUPACIONES AERÓBICAS QUE PUEDES EFECTUAR PARA DESCARGAR LA TENSIÓN ARTERIAL SON: NADAR, CORRER, CAMINAR, MONTAR EN BICICLETA O BAILAR, OTRA OPCIÓN ES CONJUNTAR INTERVALOS DE ALTA FIRMEZA CON PERÍODOS DE PROFESION MUCHO MAS LIGERA, EL GIM O LA FORMACION DE PODERIO POR LO MENOS DOS DÍAS A LA SEMANA CONTRIBUYE A MINIMIZAR LA PRESIÓN ARTERIAL.

EL MÉTODO CHINO PARA BAJAR LA PRESIÓN ARTERIAL RECOMIENDA SIGUIENTES ALIMENTOS: **CÍTRICOS,** LOS CÍTRICOS, INCLUIDOS LOS POMELOS, LAS NARANJAS Y TAMBIEN LOS LIMONES, TIENEN LA POSIBILIDAD DE CONTAR CON PODEROSOS EFECTOS REDUCTORES DE LA PRESIÓN ARTERIAL, ESTÁN REPLETOS DE VITAMINAS, MINERALES ASI COMO SUSTANCIAS VEGETALES QUE PUEDEN CONTRIBUIR A PRESERVAR EL CORAZÓN SANO AL ACHICAR LOS FACTORES DE RIESGO.
ALBAHACA, LA ALBACA SE TRADUCE EN UNA YERBA EXQUISITA QUE VA BIEN EN UNA VARIEDAD DE REFRIGERIOS, EL EXTRACTO DE ALBAHACA DISMINUYE LA PRESIÓN ARTERIAL.
EL EUGENOL, UNA INTEGRANTE QUÍMICA QUE PROCEDE DE LA ALBAHACA, TIENE LA OPORTUNIDAD DE BLOQUEAR ALGUNAS SUSTANCIAS QUE CONTRAEN LOS VASOS SANGUÍNEOS, ESTO PUEDE OCASIONAR UNA BAJA DE LA PRESIÓN ARTERIAL.

19.-LA HOMEOPATÍA Y PRESIÓN ARTERIAL ALTA

OTRA ALTERNATIVA PARA EL TRATAMIENTO DE LA PRESION ALTA Y COMO BAJARLA ES LA HOMEOPATÍA, LA PRESIÓN ARTERIAL ALTA O HIPERTENSIÓN, PONE EN RIESGO TU CORAZÓN Y SISTEMA CIRCULATORIO, POR ALGO ES CONOCIDA COMO EL «ASESINO SILENCIOSO», PARA AQUELLOS A QUIENES LES GUSTA INCURSIONAR EN LA MEDICINA HOMEOPÁTICA, AQUÍ MOSTRAMOS ALGUNOS REMEDIOS HOMEOPÁTICOS PARA BAJAR ADECUADAMENTE LA PRESIÓN ARTERIAL ALTA, **LA PRESION ARTERIAL** ES LA FUERZA DE LA SANGRE CONTRA LAS PAREDES DE LAS ARTERIAS A MEDIDA QUE PASA, CUANDO ES ALTO, SIGNIFICA QUE LAS COSAS NO SON TAN SALUDABLES COMO DEBERÍAN SER, ENTONCES ES IMPORTANTE TOMAR MEDIDAS DE INMEDIATO, REDUCIR LA SAL, AUMENTAR EL CONSUMO DE POTASIO, COMENZAR A COMER LO MÁS SANO POSIBLE, BEBER ALCOHOL SOLO CON MODERACIÓN Y HACER EJERCICIO REGULARMENTE DEBERIAN SER LAS PRINCIPALES PRIORIDADES, SI PADECES PRESIÓN ARTERIAL ALTA PUEDES PROBAR ALGUNOS DE LOS SECRETOS DE LA SALUD HOMEOPATICA, TEN EN CUENTA QUE LOS REMEDIOS ESTÁN DETERMINADOS TANTO POR LOS SÍNTOMAS COMO POR LAS CARACTERÍSTICAS DEL PACIENTE, SI NO ESTÁS SEGURO QUÉ REMEDIO TE CONVIENE, BUSCA UN HOMEÓPATA O PREGÚNTA AL EMPLEADO DE TU TIENDA LOCAL DE PRODUCTOS NATURALES, LA PRÁCTICA DE LA HOMEOPATÍA SE HA

UTILIZADO COMO UN METODO DE CURACION ALTERNATIVO, O JUNTO CON UN TRATAMIENTO MÉDICO CONVENCIONAL, DURANTE MÁS DE 200 AÑOS, SE BASA EN LA CONDICIÓN DE SALUD INDIVIDUAL DE UN PACIENTE, YA QUE LA HOMEOPATÍA SIGUE LA CREENCIA DE QUE NO HAY DOS PERSONAS QUE COMPARTAN EXACTAMENTE LOS MISMOS SÍNTOMAS, EN LO QUE RESPECTA A LA PRESIÓN ARTERIAL ALTA, LA HOMEOPATÍA SE CENTRA EN TRATAR LAS CAUSAS DETRÁS DE LA AFECCIÓN, ESTOS PUEDEN INCLUIR MALOS HÁBITOS ALIMENTICIOS, ESTRÉS, OBESIDAD, CONSUMO DE TABACO, ABUSO DE ALCOHOL Y UN ESTILO DE VIDA SEDENTARIO QUE POCAS LO PROCURAN.

EL TRATAMIENTO HOMEOPÁTICO REQUIERE CAMBIOS EN EL ESTILO DE VIDA PARA CREAR UN CAMBIO FUNDAMENTAL EN EL COMPORTAMIENTO Y LA FORMA DE PENSAR DEL PACIENTE, ESTOS CAMBIOS, JUNTO CON LA MEDICINA HOLÍSTICA, PUEDEN REDUCIR LOS NIVELES ALTOS DE PRESIÓN ARTERIAL Y POTENCIALMENTE PREVENIR REAPARICIONES, LA HOMEOPATÍA OFRECE CURACIÓN FÍSICA Y PSICOLÓGICA SIN EFECTOS SECUNDARIOS, CUANDO LO REALIZA UN PROFESIONAL CAPACITADO, ALGUNOS MEDICAMENTOS BIEN UTILIZADOS LOGRAN RESULTADOS BASTANTES ACEPTABLES, COMO:

GLONOINUM, ESTE ES UTIL PARA LA PRESION ALTA QUE PUEDE IR ACOMPAÑADA DE UN DOLOR DE CABEZA PULSANTE Y CONGESTIVO QUE EMPEORA EN

EL SOL, EL DOLOR DE CABEZA ES PEOR POR EL SOL, TU CARA ESTÁ SONROJADA, JUNTO CON LA HIPERTENSIÓN, PUEDE TENER ANGINA QUE CAUSA UNA SENSACIÓN DE CALOR EN EL PECHO, A VECES CONOCIDA COMO GLONOÍNA, TAMBIÉN SE USA TÍPICAMENTE PARA ALIVIAR LOS SÍNTOMAS DE LA PRESIÓN ARTERIAL ALTA, COMO DIFICULTAD PARA RESPIRAR, DEBILIDAD EXTREMA, IRRITABILIDAD, VÉRTIGO Y CONFUSIÓN, LOS CANDIDATOS A USAR ESTE MEDICAMENTO HOMEOPATA SE ENOJAN O MOLESTAN FÁCILMENTE Y SON ADICTOS AL TRABAJO COMPULSIVO, SON FRÍOS EN LA TEMPERATURA CORPORAL Y TIENDEN A QUEJARSE DE MALESTARES GASTROINTESTINALES COMO DIARREAS, ESTREÑIMIENTOS, DOLORES DE ESTÓMAGO, NÁUSEAS, ETC.), ANHELAN ESTIMULANTES, COMO DROGAS, CAFEÍNA O ALCOHOL, ESTE PERFIL DE PERSONAJE ALLANA EL CAMINO HACIA LA PRESIÓN ARTERIAL ALTA.

NATRUM MUR, SE USA PARA LA PRESIÓN ARTERIAL ALTA PROVOCADA POR UNA INGESTA DE SAL CONSISTENTEMENTE ALTA, IRÓNICAMENTE, ESTE REMEDIO SE CREA CON CLORURO DE SODIO NATURAL O ARTIFICIAL, SAL DE MESA, LOS SÍNTOMAS SON COMO PIES HINCHADOS, FATIGA EXTREMA DE LA MAÑANA Y UN ANHELO EXTRAORDINARIO DE SAL DETERMINAN EL USO DE LA MURRA NATRUM, OTROS SIGNOS PUEDEN SER PALPITACIONES, OPRESIÓN EN EL PECHO Y SENSIBILIDAD A LA LUZ, ASÍ COMO LA PRESENCIA DE HIPERTIROIDISMO O BOCIO, TAMBIÉN PUEDE AYUDAR A ALIVIAR LOS DOLORES DE CABEZA LEVES

Y SEVEROS QUE SON NORMALMENTE SON COMUNES CON LA PRESIÓN ARTERIAL ALTA.

BARYTA CARBONICA, UTILIZADO PARA LA HIPERTENSIÓN EN PERSONAS MUY TÍMIDAS Y TIENEN DIFICULTADES PARA CONCENTRARSE, LOS SÍNTOMAS SON PEORES CUANDO SE ACUESTA EN EL LADO IZQUIERDO, TAMBIEN PUEDEN INCLUIR UN FUERTE DOLOR DE ESTÓMAGO QUE RETROCEDE CUANDO SE ACUESTA BOCA ABAJO.

AURUM, UNA RECOMENDACIÓN PARA PERSONAS CON HIPERTENSIÓN PROVOCADA POR EL ESTRÉS SUFRIDO A LARGO PLAZO, ES COMO SI ESTUVIERA ARDIENDO DENTRO DE ELLOS, ESTE SENTIMIENTO A MENUDO ESTÁ RELACIONADO CON SU TRABAJO.

LACHESIS, ESTE REMEDIO ES BUENO PARA LA PRESIÓN ARTERIAL ALTA DONDE LA CARA ESTÁ SONROJADA Y CUYO COMPORTAMIENTO ES HIPERACTIVO, Y QUE EN GENERAL PARECE PREPARADO PARA EXPLOTAR UN DÍA, DERIVADO DEL VENENO DE LA SERPIENTE LACHESIS, **EL REMEDIO TIENE HABILIDADES ANTICOAGULANTES** PARA MEJORAR EL FLUJO SANGUÍNEO CUANDO UNA OBSTRUCCIÓN HACE QUE AUMENTE LA PRESIÓN ARTERIAL, A MENUDO SE RECOMIENDA TRATAR LA PRESIÓN ARTERIAL ALTA EN MUJERES MENOPÁUSICAS O EN EDAD DE MENOPAUSIA.

ALLIUM SATIVA, TAMBIÉN CONOCIDO COMO AJO, ES UNA PODEROSA HERRAMIENTA HOMEOPÁTICA PARA REDUCIR LA PRESIÓN ARTERIAL ALTA, SE USA PRINCIPALMENTE EN PACIENTES DIAGNOSTICADOS

CON COLESTEROL ALTO ADEMÁS DE PRESIÓN ARTERIAL ALTA, TAMBIÉN PUEDE ALIVIAR LOS DOLORES DE CABEZA, LA FUERTE SENSACIÓN DE LA CABEZA Y LOS SOFOCOS QUE PUEDEN ACOMPAÑAR AL AUMENTO DE LA PRESIÓN ARTERIAL.

AMYL NITROSUM, COMPUESTO QUÍMICO QUE SE USA A MENUDO CON SÍNTOMAS DE PRESIÓN ARTERIAL ALTA DE FALTA DE ALIENTO, ATAQUES DE ASFIXIA, ANSIEDAD, PULSACIONES, SUDORACIÓN EXTREMA Y PIEL ROJA Y CALIENTE EN LA CARA, AYUDA A EXTENDER LAS PAREDES DE LOS VASOS SANGUÍNEOS Y PERMITE UNA MEJOR CIRCULACIÓN Y UNA MENOR TASA DE FLUJO SANGUÍNEO.

RAUVOLFIA SERPENTINA, LAS RAÍCES DE LA PLANTA DE SERPENTINA RAUVOLFIA OFRECEN ALCALOIDES PARA AYUDAR A LA ACTIVIDAD NEURODEPRESIVA Y REDUCTORA DE LA PRESIÓN ARTERIAL, UNA TINTURA HECHA CON LAS RAÍCES PUEDE ALIVIAR SIGNOS COMUNES DE COMPORTAMIENTO IRRITABLE, DEPRESIÓN, INQUIETUD Y ANGUSTIA EMOCIONAL, TAMBIÉN PUEDE EXPERIMENTAR LATIDOS CARDÍACOS O PALPITACIONES IRREGULARES, ESTUDIO PUBLICADO EN 2015 APOYA EL USO DE RAUVOLFIA SERPENTINA EN CASOS DE HIPERTENSIÓN, PERO ADVIERTE QUE DEBE ADMINISTRARSE EN DOSIS BAJAS, EL AUTOR DEL ESTUDIO TAMBIÉN LO RECOMIENDA COMO REMEDIO NATURAL DE LA PRESIÓN ARTERIAL ALTA.

ADRENALINUM (EPINEFRINA), TAMBIÉN CONOCIDA COMO EPINEFRINA, TIENE LA INTENCIÓN

DE ESTIMULAR LAS TERMINACIONES NERVIOSAS SIMPÁTICAS PARA RESTRINGIR LOS VASOS SANGUÍNEOS, ESTE REMEDIO HOMEOPÁTICO PARA LA PRESIÓN ARTERIAL ALTA AYUDA A CALMAR EL RUIDO RUGIENTE EN LOS OÍDOS, YA QUE PROVOCA UNA CAÍDA REPENTINA DE LA PRESIÓN, LA RÁPIDA CAÍDA EN LOS NIVELES DE PRESIÓN ARTERIAL REQUIERE LA DOSIS BAJA RECOMENDADA (CUATRO GOTAS EN UNA CUCHARADITA DE AGUA TRES VECES AL DÍA PARA ADULTOS) Y UNA ESTRECHA VIGILANCIA PARA EVITAR QUE LOS NIVELES CAIGAN DEMASIADO BAJO O DEMASIADO RÁPIDO.

OTROS REMEDIOS HOMEOPÁTICOS PARA LA HIPERTENSIÓNSON:

BELLADONNA, PLANTA DE SOMBRA DE NOCHE PARA VÉRTIGOS, LATIDOS CARDÍACOS IRREGULARES, DOLOR DE CABEZA Y ESCALOFRÍOS.

GLONOINUMNITROGLICERINA, PARA DOLOR DE CABEZA, CONGESTIÓN EN EL PECHO, LATIDOS CARDÍACOS IRREGULARES,

CONFUSIÓNNNUX VOMICA, SEMILLAS DEL ÁRBOL DE ESTRICNINA PARA LA IRRITABILIDAD, IRA, PALPITACIONES DEL CORAZÓN, CONSTRICCIÓN TORÁCICA, ESTREÑIMIENTO, RUIDO Y SENSIBILIDAD A LA LUZ.

NATRUM MURTABLE, PARA LA ANSIEDAD, IRA, DOLOR DE CABEZA, OPRESIÓN EN EL PECHO.

SEDBARYTA CARBONICABARIUM, CARBONATO PARA FALTA DE CONCENTRACIÓN, TIMIDEZ,

COMPORTAMIENTO INMADURO, CALAMBRES ABDOMINALES Y OTROS DOLORES DE ESTOMAGO.

AURUMGOLD METAL, PARA ESTRÉS EXTREMO, DEPRESIÓN, ALCOHOL INAHELADO, ANTOJOS DE PAN Y PASTELES, ENTRE OTROS DE ANSIEDAD.

LACHESIS VENENO DE SERPIENTE, PARA IRRITABILIDAD, HABLADOR, ESCÉPTICO, OPRESIÓN EN EL PECHO, APARIENCIA SONROJADA

ALLIUM SATIVAGARLICHEAD, PARA PESADEZ, DOLOR DE CABEZA, SOFOCOS

AMYL NITROSUM, COMPUESTO QUÍMICO NITRITO DE AMILO, PARA OPRESIÓN EN EL PECHO, FALTA DE ALIENTO, ASFIXIA, ANSIEDAD, CALOR CORPORAL EXTREMO, SUDORACIÓN EXCESIVA.

RAUVOLFIA SERPENTINA, PLANTA INDIA DE SNAKEROOT, PARA IRRITABILIDAD, DEPRESIÓN, INQUIETUD, LATIDOS CARDÍACOS IRREGULARES

ADRENALINUM GLÁNDULA SUPRARRENAL, PARA EL RUIDO AGUDO EN LOS OÍDOS.

CÓMO TOMAR REMEDIOS HOMEOPÁTICOS PARA LA PRESIÓN ARTERIAL ALTA

GOTAS: TOMAR 10 GOTAS DEBAJO DE LA LENGUA 30 MINUTOS ANTES DE LAS COMIDAS, O DOS HORAS DESPUÉS DE UNA COMIDA.

GRÁNULOS: COLOQUE CUATRO GRÁNULOS DEBAJO DE LA LENGUA 30 MINUTOS ANTES DE LAS COMIDAS, O DOS HORAS DESPUÉS DE UNA COMIDA.

TABLETAS: COLOQUE CUATRO TABLETAS DEBAJO DE LA LENGUA TRES VECES AL DÍA.

TINTURA DE LA MADRE: TOME 10 GOTAS DISUELTAS EN UNA MEDIA TAZA DE AGUA.

UNGÜENTO: APLICAR TRES VECES AL DÍA.

SUPOSITORIOS: INSERTE UNO POR LA MAÑANA Y OTRO POR LA NOCHE.

CONSEJOS PARA REDUCIR LA PRESIÓN ARTERIAL NATURALMENTE

ADEMÁS DE LOS REMEDIOS HOMEOPÁTICOS ANTERIORES, DIETAS QUE CONTIENEN CANTIDADES GENEROSAS DE VERDURAS, GRANOS ENTEROS, FRUTAS DE COLORES BRILLANTES, LEGUMBRES, PEZ, AVES DE CORRAL, YOGURT, Y GRASAS SALUDABLES DE NUECES, ACEITE DE OLIVA, Y EL AGUACATE TAMBIÉN ES MEJOR PARA REDUCIR LA PRESIÓN ARTERIAL DE FORMA NATURAL Y REDUCIR LOS RIESGOS DE ENFERMEDADES CRÓNICAS COMO LAS ENFERMEDADES DEL CORAZÓN, DIABETES, Y ACCIDENTE CEREBROVASCULAR.

20.-CONCLUSIONES

LAS RECOMENDACIONES FORMULADAS BUSCAN PROVEER ORIENTACIÓN SOBRE CÓMO ENFOCAR EL TRATAMIENTO FARMACOLÓGICO DE LA HIPERTENSIÓN EN PERSONAS ADULTAS, ASÍ COMO CONSIDERACIONES PARA SU IMPLEMENTACIÓN EN AMÉRICA LATINA Y EL CARIBE.

LA HIPERTENSIÓN ES EL PRINCIPAL FACTOR DE RIESGO PARA DESARROLLAR ENFERMEDADES CARDIOVASCULARES, EN LA REGIÓN DE LAS AMÉRICAS, LA CARGA DE ENFERMEDAD Y MUERTE RELACIONADAS CON LA HIPERTENSIÓN ARTERIAL ES ALTA Y ESTA ES UNA CAUSA IMPORTANTE DE MUERTE PREMATURA EN PERSONAS ADULTAS MENORES DE 70 AÑOS, EN 2016 LA HIPERTENSIÓN AFECTABA HASTA 40% DE LA POBLACIÓN ADULTA EN LAS AMÉRICAS, CON ALREDEDOR DE 250 MILLONES DE PERSONAS AFECTADAS POR LA ENFERMEDAD, EN 2023 LAS CIFRAS HAN AUMENTADO HASTA UN 53% EN PERSONAS MENORES DE 67 AÑOS, EN LA REGIÓN, LA PREVALENCIA ESTIMADA ESTANDARIZADA POR EDAD DE HIPERTENSIÓN ARTERIAL PARA EL AÑO 2019 EN LA POBLACIÓN ENTRE 30 Y 79 AÑOS FUE DE 41,7%, ESTA VARIÓ ENTRE 19,9% EN CANADÁ Y MÁS DEL 40% EN AMÉRICA LATINA, CENTROAMÉRICA Y EL CARIBE PARA EL MISMO GRUPO DE EDAD.

NUEVAS DIRECTRICES SON PARTICULARMENTE NECESARIAS EN ALGUNOS TEMAS CONTROVERSIALES, COMO CUÁNDO INICIAR EL TRATAMIENTO FARMACOLÓGICO, Y SI ES

NECESARIO LLEVAR A CABO PRUEBAS DE LABORATORIO Y CARDIOVASCULARES (EVALUACIÓN DEL RIESGO) ANTES DE COMENZAR EL TRATAMIENTO, EN LA ÚLTIMA DÉCADA, LA ORGANIZACIÓN MUNDIAL DE LA SALUD (OMS) HA INCLUIDO EL DIAGNÓSTICO Y MANEJO DE LA HIPERTENSIÓN DESDE UN ENFOQUE DE RIESGO CARDIOVASCULAR TOTAL COMO PARTE DEL PAQUETE DE LA OMS DE INTERVENCIONES ESENCIALES CONTRA LAS ENFERMEDADES NO TRANSMISIBLES EN 2010, 2013 Y 2020, SIN EMBARGO, ESTE ENFOQUE NO HA INCLUIDO LOS AVANCES MÁS RECIENTES EN EL TRATAMIENTO FARMACOLÓGICO, LA LISTA DE MEDICAMENTOS ESENCIALES (EML) DE LA OMS IDENTIFICA TODAS LAS CLASES DE MEDICAMENTOS ANTIHIPERTENSIVOS: INHIBIDORES DE LA ENZIMA CONVERTIDORA DE ANGIOTENSINA (ACEI), BLOQUEADORES DE LOS CANALES DE CALCIO (CCB), BLOQUEADORES DE LOS RECEPTORES DE ANGIOTENSINA (ARB) Y DIURÉTICOS TIAZÍDICOS, ADEMÁS, DESDE EL AÑO 2019, INCLUYE VARIAS COMBINACIONES DE ANTIHIPERTENSIVOS A DOSIS FIJAS Y EN UN SOLO COMPRIMIDO, CON EL OBJETIVO DE SIMPLIFICAR EL TRATAMIENTO, MEJORAR LA ADHERENCIA Y REDUCIR LA INERCIA TERAPÉUTICA.

EN ESTE CONTEXTO, RESULTA NECESARIO DISPONER DE DIRECTRICES DE TRATAMIENTO FARMACOLÓGICO DE PACIENTES CON HIPERTENSIÓN ARTERIAL EN AMÉRICA LATINA Y EL CARIBE, CON EL FIN DE MEJORAR SUS DESENLACES EN SALUD Y SU CALIDAD DE VIDA, EL OBJETIVO DE ESTE TRABAJO ES PRESENTAR UNA SÍNTESIS DE EVIDENCIA DE LAS RECOMENDACIONES INCLUIDAS

EN LAS *DIRECTRICES PARA EL TRATAMIENTO FARMACOLÓGICO DE LA HIPERTENSIÓN ARTERIAL EN ADULTOS,* UNA GUÍA DE LA OMS, Y ASPECTOS DE SU IMPLEMENTACIÓN.

EL OBJETIVO PRINCIPAL DE ESTAS RECOMENDACIONES ES PROPORCIONAR LA INFORMACIÓN MÁS ACTUALIZADA Y RELEVANTE SOBRE EL INICIO DEL TRATAMIENTO CON MEDICAMENTOS ANTIHIPERTENSIVOS EN ADULTOS, CON UNA ORIENTACIÓN DE SALUD PÚBLICA, SE APORTAN NUEVAS RECOMENDACIONES SOBRE EL UMBRAL PARA EL INICIO DEL TRATAMIENTO FARMACOLÓGICO, ASÍ COMO RECOMENDACIONES SOBRE INTERVALOS DE SEGUIMIENTO, ESTRATEGIAS PARA EL CONTROL Y MEJORA DE LA ADHERENCIA. SE PROPORCIONAN, ADEMÁS, CRITERIOS PARA DECIDIR SI INICIAR EL TRATAMIENTO CON MONOTERAPIA O CON TERAPIA COMBINADA, FINALMENTE, SE PROPORCIONA ORIENTACIÓN PARA SELECCIONAR ESTRATEGIAS PARA LA ELECCIÓN DE LOS MEDICAMENTOS APROPIADOS Y EFICIENTES, LAS RECOMENDACIONES SON APLICABLES A PACIENTES ADULTOS CON DIAGNÓSTICO DE HIPERTENSIÓN Y QUE HAYAN RECIBIDO CONSEJO SOBRE MODIFICACIONES EN EL ESTILO DE VIDA.

SE REALIZARON BÚSQUEDAS BIBLIOGRÁFICAS CON EL OBJETIVO DE IDENTIFICAR ESTUDIOS QUE ABORDARAN ASPECTOS DE IMPLEMENTACIÓN (BARRERAS, FACILITADORES, ESTRATEGIAS DE IMPLEMENTACIÓN E INDICADORES) USANDO LA ESTRATEGIA DE BÚSQUEDA DE LA GUÍA Y FILTROS PARA IDENTIFICAR ESTUDIOS SOBRE

CONSIDERACIONES DE IMPLEMENTACIÓN, A PARTIR DE LA LITERATURA SELECCIONADA SE IDENTIFICARON Y CONSTRUYERON INDICADORES DE PROCESO Y DE RESULTADO DE IMPLEMENTACIÓN DE LA GUÍA.

GRACIAS A TODOS POR INTERESARSE DE LOS CONTENIDOS DE ESTE TRABAJO DE INVESTIGACION, RECOPILACION Y COMENTARIOS DEL TEMA DE UNA ENEFERMEDAD TAN IMPORTANTE Y CAUSA DE DEMASIADOS DECESOS, DE CORAZON AGRADECEMOS SU INTERES Y ATENCION A NUESTROS TEMAS TRATADOS, GRACIAS POR LEERNOS Y FAVORECERNOS CON SU INTERES Y ATENCION, CON EL CORAZON EN LA MANO DESEAMOS HAYAMOS AYUDADO EN ALGO POSITIVO A SU SALUD, GRACIAS

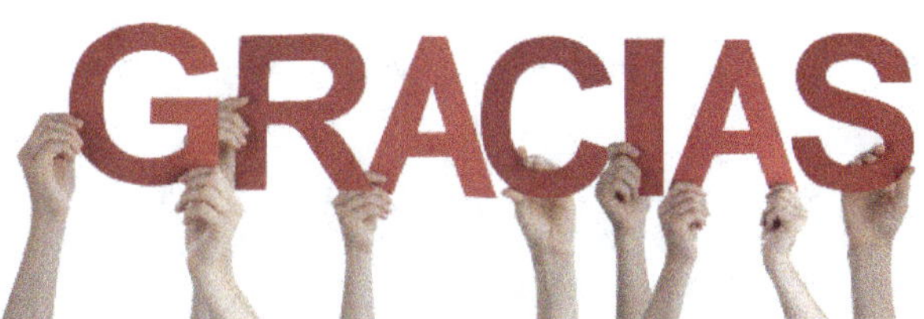

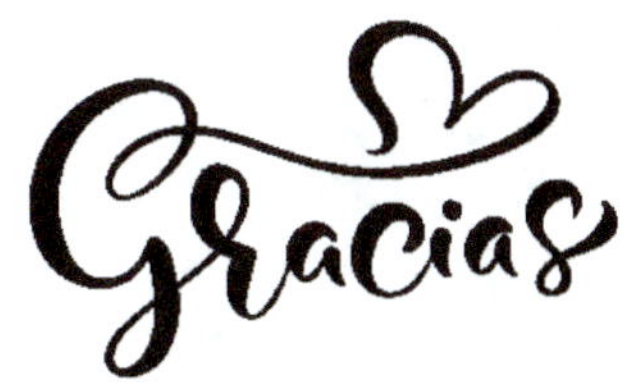